看護場面の再構成

改訂版

宮本眞巳

日本看護協会出版会

はじめに

　看護場面の再構成法（以下、再構成法）は、その名のとおり、看護学生や現場の看護師が、自分の体験した看護場面を振り返って再構成するという方法です。単純な様式の記録用紙に沿って、患者とのやりとりを思い起こし記入していくことによって、その時の体験を振り返り、内省を深める機会をつくることがこの方法のねらいです。なお、再構成された患者とのやりとりや、その場面の背景についての記録をプロセスレコードと呼んでいます。

　精神看護の臨床指導にプロセスレコードを用いるという方法を提唱したのは、人間関係論という視点を看護実践の場に持ち込み、現在に至るまで看護界に大きな影響を与え続けている看護理論家のペプロウです[1]。

　また、オーランドは、精神科看護の分野における自身の臨床体験に基づいてペプロウの提案した記録様式に修正を加え、日本で現在も使われているプロセスレコードの記録様式を考案しました。さらに、プロセスレコードを用いて患者ニーズのアセスメントをより精密化するとともに、看護師のアセスメント能力を高めるための方法を提唱しています[2]。

　一方、母性看護分野出身の看護教育者であるウィーデンバックは、教育者と学習者の対等性を重視し、プロセスレコードを用いた自己学習を支えるための指導方法を考案し、これを「看護場面の再構成法」と名付けました[3]。

　看護場面の再構成法が日本に導入され、単に"再構成法"と呼びならわされるようになってから、すでに半世紀が経過しています。再構成法は、看護学生や若手の看護師が、患者との人間関係やコミュニケーションについて学ぶ上で、欠かせない方法として、すでに看護教育の中に定着したかに見えます。しかしそのわりには、学生の側も指導者の側もそれぞれに、再構成法をめぐって何となくスッキリしない思いを抱えてい

はじめに　　iii

るようなのです。

　学生からよく聞かされるのは、「会話がハッキリ思い出せなかったし、どういうふうに書いたらいいかよくわからなくて困った」という感想です。さらに、「患者さんとのやりとりで、まずかったなと思っていたのと同じところを教員や臨床指導者から指摘されて、『やっぱりダメか』って落ち込んだ」とか、「自分でもわかっているのに、気づいていないみたいに言われるとイラっとする」という学生もいます。

　一方、指導する側は、こんなふうに思っています。「学生のプロセスレコードを読むと、やりとりの記載が抜けていると思われるところが多い」「気づかせてあげたい問題点を指摘すると、学生はがっかりしたり、不満そうな態度を示したりする」「言い方が厳し過ぎたかなとも思うけれども、見過ごすわけにもいかないので、指導の仕方に迷いを感じる」。

　私自身は、はじめは学生の立場から、その後は臨床指導者、看護教員として、ずいぶんたくさんのプロセスレコードにふれてきたので、どちらの言い分もわかる気がします。ただし、どちらかというと、学生の主張に分があるように思うのです。

　その理由は第一に、患者とのやりとりを思い起こして正確に再現するのは、誰にとっても至難の技だということです。患者とのやりとりを記録して振り返るという方法は、看護師に限らず援助職にとって専門的な訓練の重要な一環ですが、十分に思い出せなくて悩むのは他職種も同様です。私自身は学生の時に、指導教員から、「本当に大切なことは覚えているものだから、思い出せないことがあっても気にしなくていいよ」と言われて気が楽になった覚えがあります。自力でやりとりを書き起こすのが苦手な学生には、思い出せたことだけでも記述しておけば、質問に答えていく中で情景が蘇ってくるものだとあらかじめ伝えておけば、余分に悩ませなくて済みます。しかし、看護学生の多くは、そのようなさりげない支援を得る機会が乏しいままに、自分は物覚えが悪いのではないかと自信を失い、有効な振り返りができていないのではないかと自分を責めることになりがちです。それというのも指導する側が、プロセス

レコードを用いるとどのような学習の支援が可能かについて自分でも明確にできないままに、自己流の指導を繰り返してきたからだと思います。

　第二に、日常生活の中で「何を考えたか」はともかく、「何を感じたか」を意識している人はまれであるにもかかわらず、再構成法では患者とのやりとりの間に「何を感じ、何を考えたか」を記入するように求められます。それは再構成法が、感じたことについて考えることによって内省を深める技法だからなのですが、不慣れな学生は何を書いたらよいか戸惑いがちです。

　ペプロウは、患者の感情表現を引き出し、患者の感情に反映したニーズをアセスメントする必要があると指摘しているのですが、取り上げている感情は、不安・怒り・恐れ・嫌悪・悲しみなどに限定されています。その結果、感情体験の全容を視野に収めた上で、ニーズをアセスメントするための具体的な方法を明示することはできませんでした。感情に焦点を当てたアセスメント技法をつくり上げるためには、感情のきめ細かな識別や分類、それぞれの感情の働きや由来、そして感情の扱い方などについての知見が必要ですが、それらが出揃うには20世紀末を待たなくてはなりませんでした。

　そして第三に、多くの学生は半ば無意識のうちに、患者との人間関係につまずきを覚えた場面を選び、再構成を行うことによって自分を立て直そうとしているのですが、そのような学生側の事情に配慮した指導も行き届かなかったように思います。それでも、以前に比べると、教員や臨床指導者に自分の失敗や弱点を厳しく指摘されて落ち込んだという愚痴を学生から聞かされることは少なくなりました。一方で、大変な患者だからうまくいかなくても仕方がないと慰められても、自信はつかないし元気も出ないという学生もいます。

　もっとも、心に問題を抱えた患者の支援という極めて困難な課題が学生の手に余り、時にはつまずきを覚えるのは当然です。それでも、患者との人間関係がどこでつまずいたかを明らかにできれば、医療チームにとっても患者にとっても有益な気づきが得られるはずです。このよう

に、再構成法を用いた臨床指導には、学生が医療チームにおける自分の立ち位置や役割を見いだすことによって、自信や意欲を高めることの支援という意味合いが大きいと思うのですが、この点についても適切な指導方法は確立していないようです。

　本書では、学生の立場を中心に据えながら、再構成法を用いてどう学ぶか、そしてそれを指導者や他の学生がどう支援するのかについても、できる限り明らかにしたいと思います。学生と指導者とでは、再構成法の受け止め方に微妙なずれが生じがちですが、指導する側も指導を受ける側も、できるだけ共通の土俵に立ち、同じ導きの糸を見つける必要があります。それができれば、学生は一方的に指導されるだけという受動的な姿勢ではなく、能動的な姿勢で学習に取り組み、自分の持ち味を生かした創造性に富むケアを展開することができるでしょう。再構成法というのは元来、対話を通じて学生の能動的、主体的な学習を支援するための参加型の学習方法だったはずです。

　したがって本書は、看護場面の再構成を通じて、学生と指導者の間に対等の立場で対話がはずんでいく中からケアの本質について共に学ぶためのマニュアルとして活用されることを願って書かれたものです。質のよいマニュアルというのは、"どうすべきか"についてこと細かに指示するのではなくて、作業全体の流れをわかりやすく示すとともに、節目節目で意思決定に役立つ情報を集約して提供するものなので、本書もその方向で執筆されています。

　第1章では、プロセスレコードを用いた学習方法の基礎を築いたペプロウ、オーランド、ウィーデンバックの問題提起に基づいて、再構成法の成り立ちを紹介しています。

　第2章では、プロセスレコードを用いた看護師の心の動きの解明というペプロウやオーランドの試みを補強するために、中枢神経系における情報処理プロセス、内省技法としての「異和感の対自化」、援助技法としての「自己一致」を紹介しました。

　第3章では、若手の看護師が患者と口論になった看護場面を取り上げ

た事例検討会の経過に基づいて、看護師の率直な感情表現が自己一致として機能するための条件を探るとともに、再構成法を用いた集団学習の方法について明確化を図りました。

第4章では、看護学生が患者に対して抱いた異和感をプロセスレコードに記載できなかったという場面を取り上げた指導例を手がかりに、否定的な感情の率直な表現を阻害する要因にどう対処したらよいかについて解説しました。

第5章では、再構成された看護場面を学習者が自己評価し、内省の深化を通じて自己理解を深めるとともに、その内容をケアに生かしていこうとする際の要点をガイドラインの形でまとめてみました。

第6章では、学生によって再構成された看護場面を示すとともに、再構成法を使うことによって学生自身が何を学んだかを紹介し、筆者の視点から多少の論評を加えてみました。この章は 人間関係論の視点を積極的に取り入れることによって"看護とは何か?"について視野を広げることを可能にする内容にもなっているはずです。

第7章では、看護教員、臨床指導者、研修担当者などの立場から、学生や若手の看護師の学習をどう支援できるかについて検討を加えます。この章は、"看護教育は何ができるのか?"という問いについて指導者と学習者が一緒に考える試みにもなっているはずです。

ところで、マニュアルの巧みな使い手は、マニュアルに縛られずにまずは自分でやってみて、どうしたらいいか迷った時に参照するといいます。読者の皆さんには、自分の流儀で再構成法を使いながら、必要に応じて本書を利用し、再構成法によって学ぶことを楽しんでほしいと思います。

はじめに　　vii

目次

はじめに ……………………………………………………………………… iii

第 1 章

プロセスレコードと看護場面の再構成
──その成立と日本への導入の経過から

1　ペプロウによるプロセスレコードの提唱 …………………………… 2
2　看護師の反応に一致した表現──オーランドによる記録様式の改良 … 6
3　学習者自身による自己評価──ウィーデンバックによる再構成法 … 10
4　日本におけるプロセスレコードと再構成法の導入をめぐって ………… 12

第 2 章

感情活用によるプロセスレコードの再生

1　オーランドによるプロセスレコードの問題点 ……………………… 16
2　精神機能についての理解 …………………………………………… 17
3　感情体験への注目 …………………………………………………… 22
4　自己一致──異和感の対自化と異和感の投げ返し ………………… 24
5　感情活用について …………………………………………………… 27
6　適切な応答と対話の展開 …………………………………………… 28

第 3 章

看護場面の再構成はなぜ必要か？

1　"気がかり"からの学び ……………………………………………… 32
2　看護場面でのゆらぎ ………………………………………………… 33
3　事例検討による再構成場面の振り返り …………………………… 35
4　適切なケアの基準と表現の多様性 ………………………………… 38
5　"気がかり"への注目から危機状況の克服へ ……………………… 41

第 4 章

プロセスレコードには何をどのように記述するか？

1　"気がかり"な場面を選んで再構成する …………………………… 44
2　思い出せなくても気にしない ……………………………………… 46
3　その時使った言葉で表現してみる ………………………………… 48

viii

第5章

看護場面の再構成をどう評価するか？
──再構成法による自己評価の要点

1 この場面を再構成した動機 ·· 56
2 この場面の背景や成り立ち ·· 58
3 看護師と患者の人間関係 ·· 60
4 看護の視点からみた患者との人間関係 ································· 65
5 再構成の自己評価によって得られた気づき ·························· 66

第6章

看護場面の再構成からの学び
──3人の看護学生の自己評価に沿って

1 患者への共感はケアにつながるか？──芦川さんの事例 ········· 69
2 患者に巻き込まれてはいけないのか？──夏木さんの事例 ······· 77
3 再構成は看護者としての課題発見にどう役立つか？──川口さんの事例 ··· 87

第7章

再構成法による共同学習

1 評価の両義性とその克服──自己の問い直しと内発的動機づけ ········ 103
2 指導者が学習者に添えるための前提 ································· 115
3 一面的な批判の克服 ··· 117
4 再構成法のグループ学習──"裏"のテーマをどう扱うか ········ 119
5 実習環境に即応した指導──問題状況への介入と調整 ··········· 123

引用・参考文献 ··· 125

付録 ● 異和感の対自化に役立つ、感情や身体の状態を表す言葉

1 否定的な感情（情動・気分） ·································· 126
2 否定的な身体感覚 ·· 127
3 肯定的な感情（情動・気分） ·································· 128

● **看護場面の再構成記入シート** ································· 130

おわりに ·· 132

第 1 章

プロセスレコードと看護場面の再構成
──その成立と日本への導入の経過から

① ペプロウによるプロセスレコードの提唱

　患者との人間関係を看護に生かすためには、患者とのやりとりを再現した上で綿密に検討を加える必要があると最初に指摘したのは、精神看護学の確立者であり、援助関係論を提唱した看護理論家としても大きな足跡を残したペプロウです。ペプロウは、患者との人間関係を生かした看護の担い手を育成するには、患者の症状や不適応行動といった患者の個人属性の記述に傾く既存の看護記録では不十分であると考えました。

　患者の行動は看護師との相互作用すなわち人間関係によって影響を受けていますが、患者の個人属性に限定された記述では、人間関係によってどのような影響を受けたのかが見えてきません。看護師の重要な役割は患者のニーズ充足を援助することですが、看護師との相互作用によって患者がどのような影響を受けているかを見極められないと、何が患者のニーズなのかさえ明らかにできないというわけです。

　ここで、ニーズとは何かについて確認しておきたいと思います。ニードは、人間が環境に適応し、心身ともに健康な状態を維持していく上で欠かせない要素を意味し、複数のニードが重なっている場合はニーズとなります。ニーズは、身体的苦痛と精神的苦痛の入り混じった複雑な不快感として体験されます。身体的苦痛は、生理的なバランスが乱れ身体機能が低下した状態のサインで、痛みや吐き気に代表されますが、多くの場合に精神的苦痛も重なります。精神的苦痛は、心理的なバランスが乱れ精神機能が低下した状態のサインで、怒り・恐れ・嫌悪・悲しみなどに代表されるさまざまな否定的感情に、むかつき・動悸・脱力感などの身体的な不快感を伴います。

　すなわち、心身のバランスの乱れや、機能の低下として体験されるさまざまな不快感は、全体として環境への適応が損なわれた状態を示すサインと見なすことができます。人はニーズの未充足からくる不快感を解

消したいという思いに駆られて行動を起こしますが、ニーズの自覚が乏しいままに行動しても、ニーズは充足されず不快感も解消しません。

ペプロウは、統合失調症の精神療法に大きな足跡を残した精神科医サリヴァンによる精神医学的な人格理論[4]を踏襲し、ニーズの未充足からくる不快感の主な中身は、緊張感と不安感であると考えました。緊張感や不安感はニーズの充足に向けた行動の原動力になりますが、それらの感覚や感情が生じていることに気づけていないと有効な行動にはつながりません。そのような事情は看護師も患者も同様なので、自分のニーズが自覚できていない看護師は、患者のニーズを見失うとペプロウは指摘しています。たとえば患者や上司から承認を得たいというような自分自身のニーズに無自覚な看護師は、患者のニーズよりも自分のニーズを優先しかねないということです。

そこでペプロウは、患者、看護師双方の不快感の中身を吟味し、そこに反映したニーズを正確に把握できれば、患者のニーズを適切に充足するための手がかりを得ることができると考えました。患者と看護師がしゃべった言葉どおりの記述を中心として、患者の個人的な特徴よりも患者と看護師の人間関係の特徴とそれにまつわる感情についての記述に重点を置いた記録を重視したのです。このような考え方に基づいて提案された記録様式（次頁表1）を用いて、患者と看護師のやりとりを記述したものがプロセスレコードです。

この記録様式で中心となるのは、「患者の反応」と「看護師の反応」を記入する欄です。「患者の反応」という欄には、患者の言動を中心に、態度・表情などについて観察したことを記入します。「看護師の反応」の欄には、看護師自身の言動に加え、患者について感じたこと、考えたことについても記入します。

このように、ペプロウは、患者の態度や言動についての客観的な観察に加えて、患者と看護師の心の動きにも注目し、詳細に記述することを求めています。そうすることによって、患者と看護師がお互いに及ぼし合っている影響、すなわち両者の人間関係の特徴が浮き彫りにできると

第1章 ● プロセスレコードと看護場面の再構成——その成立と日本への導入の経過から

表1 ペプロウのプロセスレコード

患者の反応	看護師の反応	看護師による分析と考察	教師による評価
A：あなたが近づいたときの患者の様子	B：あなたが最初に言ったこと、感じたこと、思ったこと	F：A〜Eを書き上げてから数日後に記載	G：A〜Fに基づいたカンファレンスの後に記載
A：ベッドに臥床中			
C：あなたの言ったことや態度に対する患者の反応	B：「ベッドで何をしていらっしゃるのですか？」	F：おそらく患者は、看護者が彼の離床を望んでいるはずだという前提に立って、臥床したままでいることの弁明を試みているのだろう。	G：患者は看護者の信念（＝患者は離床すべき）に疑問を投げかけていると考えられる。したがって、その疑問はどこから来ているのかに、患者が気づけるような方向づけが大切である。
C：「昨日は気分が悪かったのです。胃の具合が悪くて、ぜんぜん食べられませんでした」	D：あなたの反応 D：「今は、ご気分はよろしいんでしょうか？」		
E1：「ええ、でもまだ起き上がることはできません」	E2：「ここに座って構いませんか？」		
E3：「ええどうぞ」			

ペプロウ著（稲田八重子 他訳）：人間関係の看護論，医学書院，p.152-154, 324-325, 1973. より。Hildegard E. Peplau, Interpersonal Relations in Nursing; A Conceptual Flame of Reference for Psychodynamic Nursing; (New York : G.P. PUTNAM'S SONS, 1952) 144-146, 308.

考えたからです。実際に、この記録様式を使った学習者は、患者も看護師も相手の言動によって大きな影響を受けていることへの理解を、患者とともに深めていくことができます。

　プロセスレコードを用いて看護師と患者の人間関係に焦点を当てるという方法は、若き日のペプロウが、精神科医サリヴァンの下で学んだ際に用いられていた訓練方法を参考にしたものです[5,6]。苦悩を抱えた人々の相談に乗る専門家たちは、客観的な形では見えにくい心の問題を

的確に把握しようと、非常な苦心を重ねてきました。その結果、相談を持ちかけてきた人とのやりとりの中で得た主観的な印象や自分自身の気持ちの動きについての観察を活用すると、相手の抱えている問題を見極めやすいことに気づきました。

　人は誰でも、相手の話に真剣に耳を傾けようとすると、相手の言動や態度によって心理的な影響を受けますが、影響の受け方には多くの人に共通の傾向があります。不安に陥っている人と接していると自分も不安になってきますし、気分が沈んでいる人と接していると無力感や空しさを覚えたりします。そこで精神療法家は、自分の心をスクリーンに見立て、患者の心を映し出すことによって患者の抱えている問題を浮き彫りにし、その由来を家族や身近な人々との人間関係の中に探っていくという方法を開発しました。

　こうした探索を通じて得られた洞察は、不安に脅えている患者に安全感を伝えながら、患者が自らの発達課題を明確にするのを助け、その課題に取り組むよう励ますための土台となります。

　ペプロウは、このような発想を看護の実践と教育に応用する試みを通じて、「看護の目的は患者の成長を促すことであり、そこで最も重要なのは看護の過程で看護師自身が成長し望ましい人格形成を遂げていくことである」という結論に達しました。看護師の成長にとって前提となるのは、患者と向かい合った時に看護師自身が体験している感情に注目すること、そして感情に反映した自分自身のニーズを読み取ることです。ニーズを充足するための試みが成功すると、誰でも達成感や充実感を味わうことができますが、そのような試みの積み重ねが、成長を可能にするわけです。

　プロセスレコードは、患者が援助職に依存せずに自分でニーズを見極め、自力でニーズを充足する力を高め成長していくプロセスを促進するとともに、看護師の力量を高め成長を促すための"仕掛け"だったといえます。学生は、自分が患者にかけた言葉を思い出すことを糸口にして、自分の言動が患者の言動に影響を及ぼし、さらには患者の反応に

第1章 ● プロセスレコードと看護場面の再構成──その成立と日本への導入の経過から　　5

よって自分の言動も影響を受けた経緯について学ぶことができます。プロセスレコードを用い、看護師の心の動きを分析することを通じて、看護師による働きかけが患者に及ぼした影響についての綿密な検討が可能になります。さらには、綿密な検討を継時的に積み重ねることを通じて、患者、看護師それぞれの変化を成長という観点から評価することが可能となりそうです。

　ここで確認しておきたいのは、ペプロウが、医師や看護師の関心が患者の"個人的な特徴"に限定されがちであることを問題視し、患者をめぐる"人間関係の特徴"にも注目することの重要さについて注意を喚起したということです。ペプロウの提唱した援助関係論は、看護師と患者の人間関係への注目を媒介として、症状や病理といった患者の否定的な個人属性の除去をめざす"医学モデル"から、苦悩や障害を生み出す社会的環境の改善をめざす"社会モデル"への転換に道を開くものでした[7]。

　このように、ペプロウが持ち込んだ人間関係論とプロセスレコードは、看護界にとって画期的なものでしたが、この記録様式には難点もあります。一番の問題点は、「看護師の反応」という欄に記入すべき内容が多すぎて、整理がつきにくいことです。ペプロウの発想は、看護師たちがそれまで見落としていた看護師の反応に目を向けたという点で画期的でしたが、看護師の反応をどのように区分けし、どのようにして理解を深めるかについて明確化するには至りませんでした。

② 看護師の反応に一致した表現
──オーランドによる記録様式の改良

　ペプロウによる記録様式の難点を克服し、現在広く用いられているプロセスレコードの記録様式を開発したのはオーランドです。彼女は、ペプロウが看護師と患者の間に生じた人間関係の過程を「患者の反応」と「看護師の反応」に大別したのを受けて、その内容をさらに細かく吟味

表2 記録様式の対比

ペプロウの記録様式			
患者の反応		看護師の反応	
患者の心の働き	患者の言動	看護師の心の働き	看護師の言動
オーランドの記録様式			
看護師の反応（看護師の心の働き）			看護師の言動
看護師の知覚	看護師の思考と感情		看護師の言動

できるような枠組みをつくりました。彼女もまたペプロウと同様に、精神科看護の分野における自らの実践経験を基盤としながら、人間関係論の視点から看護実践全体の基礎を築こうとした人です。

オーランドは、看護の過程を「看護師の反応」と「看護師の言動」に大別し、さらに「看護師の反応」を「看護師の知覚」と「看護師の思考および感情」に分割しました。また、ペプロウが「看護師の心の働き」と「看護師の言動」を合わせたものを「看護師の反応」とみなしたのに対して、オーランドは、反応という言葉の適用範囲を心の働きに限定します。その上で知覚・思考・感情へと連なる看護師の心の働きが看護師の行動につながっていくプロセスについて解明を図ろうとしました。

ペプロウとオーランドの記録様式を対比させると**表2**のように整理できます。

オーランドは、「看護師の心の働き」が、「患者の言動」に触発された"五感"から生じた"知覚"、"知覚"によって生じた"思考"、さらに"思考"によって生じた"感情"に区別されると考えました。つまり、「看護師の言動」は、「患者の言動」に触発され順に生じてくる五感・知覚・思考・感情という「看護師の心の働き」の連鎖によって準備されるというわけです。このように、オーランドは看護の過程を、「患者の言動」⇒「看護師の反応（心の働き）」⇒「看護師の言動」⇒「患者の反応（心の働き）」を経て「患者の言動」に続くという、循環しながら患者のニーズ充足に向かうプロセスとして捉えました。

「看護師の言動」が、「看護師の心の働き」に基づいているとすれば、

第1章 ● プロセスレコードと看護場面の再構成——その成立と日本への導入の経過から　　7

心の働きの中身である五感・知覚・思考・感情の意識化すなわち内省を伴わなければ、患者とのやりとりの中身は深まらず、適切な看護行為にはつながりません。そこでオーランドは、看護師の専門性に見合う熟慮に富んだ応答を行うためには、患者の言動によって自分の中に生じた反応の内で、"思考"と"感情"を意識化し、その内容に一致した言語的表現を投げ返すことが先決だと考えました。さらには、看護師の考えや感情についてどう思うかを、「患者に問いかけて確かめることも必要である」と述べています。

オーランドは、このような応答が必要となる理由について、患者のニーズは患者の言動のどこかに隠されてはいるけれども、率直に表現してもらわなければ適確に把握することが難しいからだとしています。そして、看護師自身が、自分の思考や感情と一致する率直な言語表現を意味する「自己一致」によって患者を刺激し、率直な言語表現を引き出す必要があるとも主張しています。

そこでオーランドは、表3に示した様式のプロセスレコードに基づいて、看護師の反応を細かく検討するという方法を提唱しました。そして、患者の言動に刺激されて反射的に生じた反応を取り上げて、反応の奥に潜む信念や価値観を探るとともに、意識して自分の思考や感情と表現の一致、すなわち"自己一致"に努めることが、看護職にふさわしい知覚・思考・感情を身につけるための出発点であると主張したのです。

オーランドが例に挙げている表3-(1)は、看護師の表現が心の動きと一致していない場合、表3-(2)は一致している場合ですが、表3-(2)の③については、不自然さを感じる人が多いのではないでしょうか。オーランドは、感情に絞った自己一致が特に重要であり、患者とのやりとりの中で抱いた感情ならばどのような感情でも表現して構わないと述べています。実際に、オーランドは「患者の言動によって傷ついたら、『私はあなたの言葉で傷つきました』とはっきり言います」と発言して、同僚教員のヘンダーソンを驚かせたというエピソードも伝わっています[8]。

患者の率直な表現を引き出す上で、看護師自身による率直な表現が重

表3‐(1) オーランドのプロセスレコード（1）
　　　　　　感じたことが隠されている看護プロセス

患者に関して 知覚したこと	知覚したことに関して 考えたこと・感じたこと	患者に対して 言ったこと・行ったこと
①G氏はあちこち歩き回っている。顔面が紅潮している	②G氏は怒っているように見える。何かあったに違いない。ぶたれるかもしれないので、問いかけるのが怖い。	③「おはようございます、Gさん」

表3‐(2) オーランドのプロセスレコード（2）
　　　　　　感じたことが表に出された看護プロセス

患者に関して 知覚したこと	知覚したことに関して 考えたこと・感じたこと	患者に対して 言ったこと・行ったこと
①G氏はあちこち歩き回っている。顔面が紅潮している	②G氏は怒っているように見える。何かあったに違いない。ぶたれるかもしれないので、問いかけるのが怖い。	③「もしあなたに質問したら、ぶたれそうな気がするんですけど、本当にそうですか？」

オーランド著（池田明子 他訳）：看護過程の教育訓練, 現代社, p.32, 1977. より

要なのは確かだとしても、不自然な表現や刺激的過ぎる表現が、患者の混乱や困惑を招きかねません。

　このようにオーランドは、ペプロウの記録様式ではあいまいさが残って記入しにくかった「看護師の反応」という欄を、看護師の知覚・思考・感情に区切ることによって、プロセスレコードをより明確で扱いやすいものに改善したといえます。オーランドは、この記録様式を用いて訓練された看護チームは、ニーズ・アセスメントの能力が高まることを確かめています。

　オーランドの提案した新たな記録様式が、プロセスレコードによる学

習支援にとって重要な貢献となったのは事実です。ただし、現代の視点からみると、看護師の反応についての区分や順序についての考え方は正確さを欠いており、そのこともプロセスレコードによる学習とその支援を難しくさせていると思われますが、その問題については第2章第1節で詳述します。

3 学習者自身による自己評価
——ウィーデンバックによる再構成法

　ウィーデンバックは、看護師と患者の間に援助的な人間関係が発展することによって、患者はニーズの自己評価や自己充足の力を高め、成長を遂げていくことができるというペプロウの考え方を継承しています。さらに、看護師による援助行動とは、「患者のニーズ充足という目的の実現に向けて、専門的な知識と技術を活用し、熟慮に基づいて行動すること」であると考えました。ただし、ウィーデンバックによれば、看護師による援助行動が必要となるのは、患者が自力ではニーズを満たせないと判断して、援助希求行動（help-seeking-behavior：求助行動）を起こした時に限定されます。

　ウィーデンバックは、患者の求助行動に刺激されて看護師の心の中に生じた知覚・思考・感情のプロセスが、援助行動に及ぼす影響について解明しようと考えました。そして、オーランドの提唱したプロセスレコードの記録様式を活用し、大学院生とともにさまざまな看護場面に検討を加え、適切な援助行動が成立するための条件の明確化に努めました。

　さらにウィーデンバックは、学習者がプロセスレコードに自己評価を加え看護場面を再構成した上でカンファレンスにかけ、指導者と学生が一参加者として対等な立場からコメントし合うという教育体制をつくりました。ペプロウとオーランドはプロセスレコードの書き手を指導することに重点を置いたのに対して、ウィーデンバックは学習者の主体性を重視したと言えそうです。

ウィーデンバックは、看護場面を再構成することの意義について、「実際の看護場面では次々と起こる出来事に巻き込まれてしまうため、後でゆっくり振り返ることによって得られた自己洞察を今後のケアに生かすことができる」と述べています。実際に看護場面を再構成してみると、短い時間にめまぐるしいやりとりが交わされ、それに呼応して心の中では、さまざまな知覚・思考・感情が入り乱れていたことに驚かされます。そして、ほんの一瞬だけ心の中に湧き上がり、意識して思い起こさなければ記憶の底に埋もれていったと思われる反応にも、深い意味があったと気づかされることも少なくありません。

　ウィーデンバックによる自己評価の項目は以下の内容です。

①再構成のために特にこの看護場面を選んだのはなぜか。
②患者にとって必要な援助を見極め、それを実施するために、自分の知覚・思考・感情をどう活用したか。
③自分のしたことを通して、どのような成果を得ようと試みたのか。
④得られたような結果に至ったのは、どのような原因によるのか。
⑤再構成を行い、振り返ってみることによってどのような洞察を得たか。

　ペプロウもオーランドも、プロセスレコードの記述にあたっては、多くの学習者が何らかの不満を残した場面を選んでいるとしながら、どのような看護場面を取り上げても構わないとも述べています。どうやら、2人とも場面選択の理由にはあまり重大な意味を見いだしていなかったようです。

　ウィーデンバックもまた、「満足な成果を得られた場面と不満の残る場面のどちらを取り上げても構わない」と言っていますが、なぜその場面を選択したのかに注意を向ける必要があると指摘しています。場面選択の理由を含む上記の質問項目に答えるよう求めることを通じて、ウィーデンバックは学習者が自己評価の焦点を絞り、自分自身にとっての学習課題を明確にできるように道筋をつけたと言えます。

第1章 ● プロセスレコードと看護場面の再構成——その成立と日本への導入の経過から　11

＊　＊　＊

　以上、看護師と患者の人間関係を重視した 3 人の看護理論家の考え方に沿って、プロセスレコードの考案から再構成法の成立に至る経過をたどってみました。

　ペプロウは、患者のニーズについての理解を深め援助的な人間関係を発展させていくためには、患者の感情を知ることが必要であると考えました。それには、まず患者の感情表現を促すこと、それに加えて、看護師が自分自身の心に生じた反応に注目する必要があると考えました。そして、オーランドは看護師の反応を知覚・思考・感情に分けて詳細に記述することが重要であると考えました。そのような訓練によって、看護師は自分の感情や思考の流れをモニタリングし、その内容を患者に素早く伝える力を高め、その結果、患者の感情反応を引き出せるようになると考えたからです。さらに、ウィーデンバックは、両者の考えを受け継ぎながら、学生の主体的な学習に重点を置いた教育の方式を開発しました。

④ 日本におけるプロセスレコードと再構成法の導入をめぐって

　プロセスレコードと再構成法の日本への紹介は、1967 ～ 69 年にかけて、外口玉子、外間邦江、池田明子らにより集中的に行われました。ペプロウによるプロセスレコードの記録様式については、1967 年に出版された外間・外口の共著『精神科看護の展開』[9] に紹介があり、外口らによる 1975 年刊行の精神科看護の教科書[10] にも紹介されています。ペプロウの主著『人間関係の看護論』が稲田らによって訳出されたのは 1973 年でした。

　1969 年には外口・池田訳によりウィーデンバックの『臨床看護の本質』が刊行され、再構成法が紹介されています。オーランドの記録様式

についての本格的な紹介は、池田・野田の訳で1977年刊の『看護過程の教育訓練』まで待たねばなりませんでした。

　日本ではこのように、まずペプロウの記録様式が導入され、その理論的背景についての理解は十分共有されないままに、その改訂版であるオーランドの記録様式が、ウィーデンバック経由で広く受け入れられるという紆余曲折をたどりました。ペプロウ、オーランドの訳書も少し遅れて刊行されましたが、理論内容の咀嚼吸収は不十分なままに、一見すると使いやすそうなプロセスレコードの記録様式を使い、患者との接し方について振り返ってみようという機運が高まっていったようです。そしてプロセスレコードは、継続教育への導入から始まって、次第に看護の基礎教育にも広く用いられるようになりました。

　ウィーデンバックによる"看護場面の再構成"というネーミングは、学習者の立場を重視する教育姿勢の表れといえますが、日本では、彼女の紹介した5項目の自己評価項目を用いながらも、本人の自己評価よりも指導者による評価が優先される傾向がありました。その結果、看護学生たちは、指導者から"あるべき看護"の規範をタテに、"すべきでなかったかかわり"を批判されることに、割り切れない思いを抱いてきました。

　看護という実践に"看護であること"と"看護でないこと"とを区別する評価基準があるのは事実ですが、この基準の適用には、状況に応じた柔軟性と多様性が必要なはずです。経験を積んだ看護師の眼からは不十分に見えても、看護学生の限られた力量からすると、その場面では最善と思える選択ができていると考えられる場合がよくあります。むしろ、経験の乏しさが幸いして、固定観念にとらわれずに、斬新なアイディアをケアに盛り込めることもあります。

　看護場面の再構成法、あるいはプロセスレコードの日本における使われ方の問題点についてふれましたが、それでもなおかつ、この記録様式とこれを用いた臨床指導という方法は非常に有効で、しかも魅力に富んでいます。ペプロウとオーランドは精神科看護師でしたが、プロセスレコードはアメリカでも日本でも、あらゆる看護領域で利用されるように

第1章 ● プロセスレコードと看護場面の再構成──その成立と日本への導入の経過から

なりました。

　ただし、再構成法が活用されるためには、看護学生や看護師自身が、その場面を振り返ることに積極的な関心を持っている必要があります。それには、教員や指導者の助言を受けるにせよ、あくまで自己評価に重点が置かれていることも大切な条件です。

　ところが、教員や指導者の立場からすると、学習者の主体性を尊重し自己評価に重点を置こうと思いながらも、自分がすでに身につけた看護の評価基準を学んでほしいという思いがあふれてしまう場合があります。再構成法を活用する上で最大のポイントは、このジレンマの克服にあると言っても過言ではないでしょう。

　再構成法の紹介者の一人で、この方法を用いた継続教育、基礎教育に長く携わってきた池田は、筆者も同席した研究会で、プロセスレコードを「学生の作品として鑑賞すること」が大切だと述べています。この言葉は、ともすると学習者の弱点を高みから批判することになりがちな教育者たちがとるべき姿勢を的確に言い当てているように思われます。

第2章

感情活用による
プロセスレコードの
再生

1 オーランドによるプロセスレコードの問題点

　前章では、プロセスレコードおよび再構成法の理論的背景と、日本における導入の経緯や使われ方について概観してみました。ここでは、日米の理論家や教育者がそれぞれに積み重ねてきた工夫を引き継ぎながら、指導者は学習者の主体的な学習をどのように援助できるかについて考えてみたいと思います。

　ペプロウは、看護師と患者の間に生じている相互作用について明らかにするためには、患者ばかりではなく看護師の内面に生じている感情や思考にも注目すべきであると考えました。オーランドは、ペプロウの発想をさらに推し進め、行為に至るまでに人間の内面に生じるプロセスを以下の4項目に分けるという見方を提唱しています。

　①人は対象物を、自分の五感の一つによって知覚する。
　②この知覚は、自動的思考を刺激する。
　③それぞれの思考は、自動的感情を刺激する。
　④その結果、人は行為する。

　つまりオーランドは、対象物からの刺激が「五感⇒知覚⇒思考⇒感情」という順序をたどって情報処理された結果、行為がもたらされるという流れを想定し、看護師の「五感と知覚」「思考と感情」「行動（言動）」を区別して記述できる記録様式を開発しました。そのおかげで、ペプロウによる記録様式よりも、看護師が自らの内面に生じるプロセスが解明しやすくなったのは事実です。ただし、オーランドも時代の影響から免れることができず、特に感覚と知覚の関係や、思考と感情の時間的な順序についての説明が、正確さに欠けます。

　第一に、五感・知覚・思考・感情という精神機能の要素それぞれの特徴や、各要素の精神機能全体に占める位置づけ、そして情報処理の順序

づけについての説明に不正確なところがあります。

　第二に、オーランドは五感と知覚の働きを一体のように扱っていますが、区別して扱う必要があり、また、視覚・聴覚・嗅覚・味覚・触覚からなる五感に加え、内臓感覚・平衡感覚・運動感覚からなる身体感覚もまた、知覚を経由して感情や思考の働きに重要な影響を与えていることを見逃しています。

② 精神機能についての理解

　20世紀の後半以降、心理学・脳科学・知識工学・情報科学などの学際的な連携により、精神機能についての解明は飛躍的な発展を遂げてきました。中でも感情の働きについての理解は、目覚ましい発展を遂げています。したがって、プロセスレコードによる学習に感情の働きについての新たな知見を盛り込んでいくことは極めて重要であると考えられます。

　精神機能すなわち心の働きを「知」「情」「意」、すなわち「考える」「感じる」「決めて実行する」という3つの働きに分類し、それらのバランスが重要であると説いたのは、古代ギリシャの哲学者アリストテレスです。この枠組が現代に通じる卓見であることは事実ですが、3つの精神機能のうちで「考える」働きが「感じる」働きよりも優位に置かれていることが、近年まで思考の働きを過大視し感情の働きを軽視する傾向を準備したことは否めません。

　しかし、現代の情報科学では精神機能を「環境に適応するための情報処理の働き」と定義し、情報処理の出発点となって適応への土台となるのは「感じる」働きであると考えています。「感じる」働きとは、「感覚」「知覚」「感情」の順に生じて情報の受け渡しを行う3つの精神機能であり、感情による情報処理の時点で、すでに環境の特徴についての情報処理はかなり進んでいると考えることができます。そして、感情から情報

第2章 ● 感情活用によるプロセスレコードの再生　　17

処理の結果を受け継ぎ整理を行って、綿密な適応行動を練り上げることが「考える」働きであり、思考を中心に、注意・記憶・学習・想像という５つの精神機能が連動しています。さらには、「考える」働きによる情報処理の結果を受け継いで、環境への適応にとって最も望ましい選択肢を選んで適応に至る行動につなぐのが、「意」すなわち「決めて実行する」働きです。

　プロセスレコードを活用することによって、学習者は、「情」⇒「知」⇒「意」という情報処理のプロセスにおいて、自分の内面に何が起こっていたかを意識化することができます。まずはプロセスレコードを書いてみた上で、少し時間をおいて読み返すだけでも、多くの気づきを得ることができます。さらには、仲間や指導者の力を借りて、取り上げた場面をさまざまな視点から検討することによって、内面に生じたプロセスの理解はより深まるはずです。ただし、そのためには、精神機能の各構成要素がそれぞれに担っている情報処理機能について理解を深めておく必要があります。

　まずは感覚ですが、「環境からの刺激を情報として受け止める働き」と定義でき、五感（視覚・聴覚・嗅覚・味覚・触覚）と身体感覚（内臓感覚・平衡感覚・運動感覚）によって構成されます。感覚の働きは、環境からの刺激を受容することにあり、何を意味するのかについての情報処理は加えられないままに、受け止められた情報はそのまま知覚に引き継がれることになります。なお、オーランドは身体感覚にふれていませんが、身体感覚の中でも内臓感覚には、五感では捉え切れない重要な情報を感受する機能があることがわかっています。

　そして知覚は、感覚から引き継いだ情報を素早く処理する働きであり、「感覚情報を経験に照らして大ざっぱに意味づけ、現在の環境は危険か安全か、危険ならばどう行動するかを瞬時に判断する働き」と定義できます。私たちは、大量の感覚情報にさらされていますが、すべての情報に反応していたら、短時間で判断を下すことは不可能となり、危機的な状況を回避することができません。とっさの判断が求められるの

は、とりあえず危機を回避して時間を稼ぎ、より高次の精神機能による精密な情報処理につなぐ必要があるからです。そこで、大量の感覚情報の中から、危険か安全かを判断するのに必要な最小限の情報を拾い不要な情報は捨て去って素早く判断を下し、とりあえずは危機回避に有効な行動を導き出す働きが知覚です。

　知覚という精神機能は感覚との結びつきが強く、しかも思考に代表される高次の認知機能が介在せず瞬時に働くため、知覚が作動しているプロセスを意識化することはできません。ただし、経験によってすでに身についた判断基準である信念（知識体系）や、価値観の蓄積によって洗練された知覚が自動的に作動し、短時間でもそれなりに的確な状況判断がもたらされると考えられています。

　上述のとおり、感覚と知覚は極めて密接な関係にあり、どちらも思考の働きは介在せず瞬時に働くので、作動しているプロセスを意識化することはできませんが、知覚による情報処理の結論である危険か安全かについての状況判断は意識化することができます。また、どのような感覚情報が知覚による判断の根拠となったのかについて、振り返って推測することも可能です。したがってプロセスレコードには、意識化できた知覚内容と併せて、知覚による判断の根拠となった感覚情報を思い起こして記述する必要があります。そこで、オーランドが「看護師の知覚」と名付けた欄については、「私が見たこと（視覚）、聞いたこと（聴覚）」という題目にすることが現実的ですが、視覚・聴覚以外の五感や身体感覚に関する情報も、必要に応じて加えることが望ましいと考えられます。

　次に感情は、「環境の危険度と適応の有利さについての知覚による意味づけを、身体感覚を介してより明確化し、適応的な行動を示唆する働き」と定義でき、持続時間が短い情動と、比較的長い気分とに分けられます。知覚による状況判断は、大脳皮質下の扁桃体・自律神経系・免疫系などを介して身体反応を引き起こし、その一部は身体感覚として意識化することができます。こうして湧き起った身体感覚に基づく、比較的単純な状況の意味づけによって生じる心の動きを基本的情動と呼びま

第2章 ● 感情活用によるプロセスレコードの再生　　19

す。一方、基本的情動を基盤としながら、大脳皮質を介した思考による複雑な状況の意味づけによって数十種類に分化した情動を派生的情動と呼びます。

感情は肯定的か否定的かに大別できますが、基本的情動は「驚き・怒り・恐れ・嫌悪・悲しみ」という5つの否定的情動に、肯定的情動である「幸福」を1つ加えた6つであるという心理学者エクマンの分類が幅広く受け入れられています。

エクマンは、20世紀後半になっても石器時代文化を生きていたパプアニューギニア原住民を対象とした調査の結果に基づき、近代文明から隔絶された人々が文明人の顔写真から情動を読み取れることを証明しました。そしてこの結果に基づいて基本的情動のリストを作成し、さらには基本的情動に10種類の派生的情動、すなわち「軽蔑・困惑・罪悪感・羞恥心・楽しさ・満足・興奮・自負心・安心・喜び」を加えた16種類の情動は、全人類に普遍的であり生物学的基盤を持っていると結論づけています[11]。

最後に思考とは、「感覚・知覚・感情による情報処理を引き継ぎ、経験や知識に照らして、環境をより精密に意味づけ望ましい適応に備える働き」のことです。「知」の働きは、「思考」に「注意・記憶・学習・想像」を加えた5つの要素によって支えられ、「意」の働きは、「意思・動機づけ」という2つの要素によって支えられていますが、その中核となるのが「思考」です。思考と似たような意味で用いられる認知という言葉があり、認知機能を厳密に定義すると、「知」を支える5要素および「意」を支える2要素が連動し合って状況を意味づける精神機能ですが、その中には派生的情動も含まれます。

すでに紹介したように、情報処理の出発点は感覚にあり、感覚から知覚へ、知覚から感情へ、感情から思考へと情報が受け渡されていく間に、状況を意味づけ適応に向かうための準備が進行していきます。このプロセスの中で、感覚・知覚・基本的情動の発生までは思考が関与せず自動的に働くので意識化することができません。ただし、人間は思考や

学習による成果を積み重ね成長を遂げるにつれて、感覚・知覚・基本的情動がいずれも洗練され、刺激を受けて即座に下す状況判断の精度は高まっていきます。基本的情動が湧き出すと、それに刺激されて思考が働き始め、さらにその刺激で派生的情動が次々と湧き起ります。その結果、基本的情動が湧き出して以降のプロセスは意識化が可能となるので、情動の吟味を通じたより精密な状況判断が可能になっていきます。

　こうして人間の心は成長を遂げ、的確な状況判断を可能にするシステムが備わっていくわけですが、その働きを大別すると、事実判断すなわち「何が真実か」について判断するシステムである信念（＝知識、あるいは知識体系）と、価値判断すなわち「何が望ましいか」について判断するシステムである価値観（＝価値体系）です。

　成長につれて備わっていった信念と価値観は、知覚・感情の働きによって、環境から得られた感覚情報に処理が加えられる際、自動的に作動することによって状況判断の精度を高めます。したがって、適応がさほど難しくない環境で必要とされる思考や意思の機能は、情の働きによる状況判断を追認し微修正を加える程度で十分だと考えることができます。思考や意思の働きを過大視し、情の働きによる状況判断を軽んじると、“理屈倒れ”や“下手の考え休むに似たり”という結果になりかねません。また、思考の働きを駆使し慎重な意思決定を行うためにはかなりのエネルギーを要するので、情の働きによる判断を尊重し、“骨折り損のくたびれ儲け”に終わらないような注意も必要です。

　とはいえ、看護場面で援助関係を展開していくプロセスでは、未経験や未解決の課題に直面し、知覚や感情による判断では手に負えない場合もあります。したがって、複雑な状況では、必要に応じて思考や意思はもとより、あらゆる精神機能を動員することが求められます。したがって、プロセスレコードの記録様式を用いて、心の中に生じている感覚・知覚・感情・思考の入り混じった流れに注目し、できるだけ正確に思い起こして記述することは、情報処理を活性化するとともに状況判断の確実性を増すことにも役立つはずです。

第2章 ● 感情活用によるプロセスレコードの再生　　21

③ 感情体験への注目

　ペプロウもオーランドも、さまざまな精神機能が入り混じって流れていく中で、特に感情の動きに注目することの重要性を強調しています。ペプロウは、患者の感情に反映したニーズの読み取りを重視し、そのためには患者が感情体験について自分の言葉で語れるような問いかけが必要であると考えました。一方、患者の感情表現を引き出すことを重視し、積極的傾聴という技法を提唱したのはクライエント中心療法の創始者であるロジャーズです。ロジャーズは当初、傾聴によって患者の苦悩への共感と受容に努める非指示的療法を提唱しました。その後、感情の意識化が苦手な患者もいることに気づき、言語による感情表現を促すための技法として積極的傾聴を重視するようになりました。自発的な感情表現が乏しい患者に対して、何を感じているかを問いかけたり、感情語を例示して実際に感じているかどうかを確かめたりするという方法です。

　ペプロウはロジャーズの面接技法を取り入れ、患者から引き出した感情表現と患者の行動観察から得られた感情表出を手がかりとして、患者ニーズをアセスメントし、その内容をケアに生かすことを重視しました。患者ニーズをアセスメントするための判断基準としては、サリヴァンの図式に依拠し、患者が不適応行動に陥る有力な要因として不安の重要性を強調しましたが、他にも、怒り・悲しみ・孤独などの感情も取り上げています。そして、患者がそれらの感情を意識化できるように促すことによって、患者はニーズの自覚から自己充足に踏み出し、成長を遂げていくことができると述べています。

　一方、オーランドは、看護師が患者に向けて率直に感情を表現すること、すなわち自己一致によって、患者の自覚的な感情表現だけではなく、無自覚な感情表出を引き出すことが的確なニーズ・アセスメントには欠かせないと考えました。自己一致の概念は元来、ロジャーズが積極

的傾聴の限界を克服するために導入した技法を意味しますが、オーランドは多少異なる意味合いで用いています。オーランドもロジャーズも、援助職が自分自身の感情を自覚し、その内容と一致した率直な言語表現を患者に投げかけるように提唱している点は共通しています。ただし、ロジャーズにとって自己一致は、患者の成長を促すという目的に叶い、しかも援助関係の持続を妨げないことが実施の条件です。

　一方、オーランドにとっての自己一致は、ニーズ・アセスメントに基づいて適切な看護計画を立てる上で欠かせない情報収集の手段です。したがって、患者の言動に触発されたどのような感情も率直に表現して構わないし、むしろそうすべきであるということになります。ペプロウにとっては、患者が自分の中に生じた感情を意識的に表現できるように促すためのやりとりそれ自体が、援助的な人間関係の一環といえます。それに対して、オーランドの自己一致では、患者の奥底にある感情を根こそぎ表出させる意図が前面に押し出され、自己一致から始まるやりとりそれ自体には援助的な性質を求めません。

　オーランドの言うように、看護師自身の率直な感情表現が呼び水となって、患者にとって意識的な言語化の難しい感情が表出され、ニーズ・アセスメントに役立つのは事実です。しかし、援助的な人間関係の形成を阻害するような感情表現が妨げとなって、的確なニーズ・アセスメントに基づく周到な看護計画を提案したつもりでも、患者が受けつけないという事態が起こることもありえます。したがって看護場面においても、基本的にはロジャーズの言うように、成長支援と援助関係の持続という2つの原則を自己一致の条件として銘記する必要があると考えられます。ただし、率直な感情表現には、患者に現実の直視を促すための働きかけと、精神的支援を提供するための働きかけのジレンマを伴うことも事実です。

　このようなジレンマを克服するためには、2つの工夫が必要であると考えられます。1つは、看護師が患者の態度や言動によって触発された自分の感情を吟味した上で、援助関係の形成を促進することが期待でき

第2章 ● 感情活用によるプロセスレコードの再生　　23

る、適切な感情表現を行うための工夫です。そして、もう1つは、看護師の率直な感情表現によって引き出された患者の感情表出に対して、適切な応答を返すことを通じてやりとりを持続させ、対話の内容を深めていくための工夫です。それぞれについて、具体的に検討してみたいと思います。

4 自己一致
―― 異和感の対自化と異和感の投げ返し

　適切な感情表現を確実に行っていこうとする時に、必要不可欠となるのは、感情体験というものの全体像についての理解です。それには、さまざまな感情をリストアップし、それらの意味・機能・性質などを手がかりにして分類し、それぞれの感情の関連について構造的に明らかにした地図や一覧表のようなものが必要となります。感情を網羅的に分類する試みは古くから行われており、それぞれに見るべき点はあるものの学際的な合意は得られていない現状にあります。それでも、ペプロウやオーランドの時代に比べれば、感情の意味や機能については、はるかに豊富な知見が蓄積されています。本書には、筆者の作成した感情リストと、リストアップした感情の意味についての解釈の一覧表を紹介しておきます（⇒付録「異和感の対自化に役立つ、感情や身体の状態を表す言葉」）。

　すでに述べたとおり、感情は情動と気分に区別されますが、それに加えて否定的感情と肯定的感情の区別があります。否定的感情は何らかの意味で不都合な事態が生じていることの徴候なので、環境に適応するためには湧いてきている感情の中身を吟味するとともに、それらがなぜ湧いてきたのかを突き止める必要があります。差し迫った危機状況では、心の中が恐怖一色に染まったように感じられることもありますが、一般に不都合な場面に遭遇した場合には、いくつもの感情が入り混じった曖昧な不快感が湧いてきます。

　そのような時に私たちは、心の中で「気になる」「気に入らない」「上手

くいかない」「どうしようもない」などとつぶやきますが、本書ではこのようなつぶやきに相当する曖昧な不快感のことを「異和感」と呼ぶことにします[12]。

　異和感とは、予想や期待と現実が一致しない時に生じる不快感であり、「すっきりしない」や「しっくりこない」などの言いまわしに対応します。異和感はどのような対象との不一致によっても生じますが、大半は人間関係の中で生じます。相手の態度や言動が予想外だった時に生じる異和感を代表する感情は驚き、期待外れだった時の異和感を代表する感情は落胆です。なお、国語的には違和感という表記が優勢ですが、筆者は「異和感」の表記を用いています。その主な理由は、違和感からは自分の予想や期待どおりに振る舞わない相手は間違っているという不寛容さがにじみ出るのに対して、異和感は相手と自分は立場や視点が異なっているだけと見なす寛容さが伝わってくるからです。

　筆者は異和感の概念を用いることによって、自己一致を的確に行うための条件を整えることが可能になると考えていますが、そのためのカギとなるのは、「異和感の対自化」という方法と「感情活用」の概念です。

　異和感の対自化は筆者が開発した内省を深めるための方法で、以下の8ステップに沿った質問項目からなる記録様式を用います。

　ステップ①：どんな場面で誰にどう言われたか？
　ステップ②：言われてどんな不快感を覚えたか？
　ステップ③：相手の言葉でどこが不快だったか？
　ステップ④：相手はどういうつもりで言ったと思われるか？
　ステップ⑤：自分にも思い込みや期待のしすぎはなかったか？
　ステップ⑥：自分が不快な思いをしたのはどうしてか？
　ステップ⑦：相手と自分の視点はどこが一緒でどこが違うか？
　ステップ⑧：振り返ってみて、何を感じ、どうしたいか？

　このうち、ステップ②では否定的感情と不快な身体感覚のリストを参照して、異和感の全体像の概略を把握するようにします。また、ステッ

第2章 ● 感情活用によるプロセスレコードの再生　25

プ⑧では肯定的感情のリストを参照して、異和感の対自化の作業を実施したことによる影響や効果を確認します。

異和感の対自化は一人でも実施することができますが、この方法を学んだ個人やグループとともに語り合うことによって、より効果を高めることができます。なお、各ステップに沿ったより確かな内省を展開するための一助として、以下のガイドラインが参考になるかと思います。

① 「異和感を見つけること自体が難しい」
—— 弱いものから強いものまで無数にある
—— 特に攻撃されなくても、ずれがあれば湧いてくる

② 「感情を識別することが難しい」
—— 微かな情動も拾えるとかなりの数になる
—— 認めたくない情動を受け入れられると楽になる

③ 「情動を使ったセリフが思いつきにくい」
—— 情動を使って表現している人は少ない
—— 相手をこき下ろしていいと思うと浮かびやすい

④ 「相手の立場や事情は想像しにくい」
—— ステップ③で不快感を吐き出せると相手の視点を取りやすくなる
—— 相手を丸ごと受け入れられなくてもいい
—— 共感してくれている第三者からの指摘が参考になる

⑤ 「先入観や過剰期待を持っていたことは認めたくない」
—— 異和感という結果から見れば予期どおりとはいえない
—— 自分の考え方や感じ方の特徴を知るための問いである

⑥ 「ステップ③との区別がつけにくい」
—— ステップ④⑤を経て気づいたことを加えて考える
—— ②で認めたくなかった情動の受け入れとの関連が強い

⑦「共通点・類似点・相違点・対立点の区別が困難」
　　　──相手と自分の性格・立場・心境・感情など何でもいい
　　　──相手と自分を遠くから、あるいは上から眺めてみる

⑧「今何を感じているかの表現が難しい」
　　　──肯定的感情リスト（128頁参照）を参考に、相手との不一致に由来
　　　　する異和感の解消や軽減、新しい感情の出現について確認する

　異和感の対自化は、過去のコミュニケーション場面で体験した異和感を振り返って吟味する方法として着想されました。しかし、相手とのやりとりの最中に異和感を味わっていることが察知できれば、その場で異和感の対自化を行って、不一致が生じた理由についての気づきを相手に伝えることもできます。この方法を使うと、相手との不一致によるコミュニケーションの不十分さをその場で解消することが可能になります。ただし、このやり方の弱点は、気づきを得るまでに時間がかかることや、相手との会話に集中できないことです。

　このジレンマを克服するためには、異和感の対自化に自己一致を組み合わせる必要があります。つまり、ステップ②までを素早く行って異和感を構成する感情を識別し、ステップ③以降は後回しにして、②で識別できた感情の中からどれかを選択して率直に表現するという方法です。選択の基準は、相手に伝える必要があり、伝えることによるリスクが少なく、そして、何よりも伝えたい感情であることです。もしも、やりとりの最中でステップ③〜⑧に相当する気づきが得られれば、その内容を交えた表現も可能です。筆者はこの方法を"異和感の投げ返し"と名づけ、ほぼ自己一致に対応すると考えています。

⑤ 感情活用について

　次に感情活用ですが、個別あるいは集団による人間関係の場面で、自

図1 感情活用の時間的推移

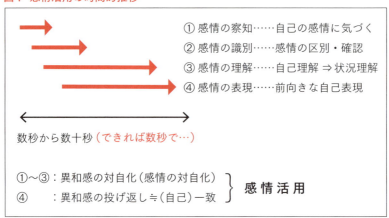

分・相手・集団メンバーの体験している感情についての理解に基づいて、人間関係の維持や改善を図るために活動することを意味します。感情活用のプロセスは、心理学者サロベイとメイヤーによる感情知性の理論における集約点であり、以下の4段階が区別されます[13]。第①段階から第③段階は異和感の対自化に相当し、第④段階は自己一致、もしくは異和感の投げ返しに相当すると考えることができます(図1)。

①感情の察知－感情が湧いてきたことを察知する
②感情の識別－個々の感情をきめ細かく区別し確認する
③感情の理解－自分、相手、人間関係、状況の意味を探索する
④状況に相応しい表現－正直で前向きな態度と言動を表す

⑥ 適切な応答と対話の展開

オーランドは、看護師が患者に率直な感情を投げ返し、それに触発された反応として患者の感情表出を引き出すことを主眼としました。情報収集を主目的とすればこのようなやりとりは手段として許容され得るわ

けですが、援助関係の展開においては情報収集だけではなく、やりとりそのものが重要な目的となります。したがって、自己一致によって触発された患者の反応的な感情表出を受け止め、何らかの応答によってフォローする必要があります。

　自己一致の本質は、援助者が自分の体験している感情を自覚し受け入れた上で、できるだけそのまま患者に伝えるという開かれた態度にあります。したがって、ロジャーズが言っているように、真実性や純粋性を心がけて患者に心を開く[14]ことができれば、自己一致はさほど難しいことではないと考えることもできます。ただし、実際の援助場面では、患者が現実の厳しさに薄々気づきながら直視を回避してきたなどの事情から、看護師の自己一致が患者をゆさぶった結果、援助関係もゆらぐ可能性もあります。そして、そのような事態が生じるのではないかと不安に思うあまり、自己一致は極めてリスクが高く難しい方法であると考えてきた援助職や教育者も少なくなかったことが、日本における自己一致の浸透を妨げてきたとも考えられます。

　なお、リスクとは将来に危機的な事態が生じる可能性のことです。近年、リスク対策で被傷者は、危機回避に労を費やし消極策に走るより、被害を最小限に止めるよう配慮した上で積極策に打って出ることが優先されるようになりました。看護師には、患者を脅かすまいと共感や受容を順守するだけでなく、自己一致による適度な刺激により患者に成長機会を提供する姿勢が求められていると言えるでしょう。自己一致によって患者が一瞬はゆらいだとしても、それを受け止めフォローして返すことさえ確実に行えれば、ゆらぎはすぐに収まる場合が多いはずです。そして、そのようなやりとりの経験を積めば、自己一致に伴うリスクへの不安は和らぐのではないでしょうか。また、異和感の対自化による学習を積み重ねていくことによって、安全に自己一致を行う表現力が養われることも期待できます。

　プロセスレコードによる看護場面の振り返りを行う際には、取り上げた場面で特に気になるやりとりに注目して、異和感の対自化による検討を

第2章 ● 感情活用によるプロセスレコードの再生　　29

重ねてみるという方法を交えると、学習効果が高まると考えられます。

第 **3** 章

看護場面の再構成は
なぜ必要か？

この章では、看護場面の再構成がなぜ必要なのかについて考えてみましょう。

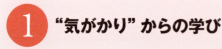

1 "気がかり"からの学び

　ペプロウは、どんな看護場面を切り取ったとしても、そこに反映している看護師の課題を読み取ることは可能であるとしています。そうはいっても、とりわけ重要な問題を含んでいる看護場面もあるはずであり、それは多くの場合、不満や不安などの否定的な感情や身体感覚がまつわっていて"何となく気にかかる"場面だと考えられます。不満や不安の中身ははっきりしている場合もありますが、多くの場合は"すっきりしない"とか"しっくりこない"といったあいまいな感じ、すなわち異和感です。

　看護場面を振り返ろうとする時に甦ってくるこうした異和感は、放っておくと心の底にたまっていき、苛立ちや無力感の源になります。それはこうした異和感が、"必要な援助が提供できていないのではないか"とか、"適切なかかわりができていないのではないか"という疑問を誘発し、看護師としての自己をゆるがすからです。異和感を甦らせるような出来事は思い出したくないのが人情かもしれませんが、放っておいても気になるのなら、正面から取り上げてみたらどうでしょうか。

　不満や不安があいまいなかたちで残るのは、体験された看護場面についての十分な見極めがついていないからです。患者への援助が不十分だったとしても、患者と自分との間に何が起こったのかを見極めることができれば、いつまでも苛立ちや無力感を引きずったりはしません。そのための出発点は、適切な援助ができなかったことを申し訳なく思い、適切な援助への試みを妨げる周囲の状況に怒りを覚えている自分に気づくことです。そうなれば、新たな試みに挑戦したいという意欲が高まるとともに、次に打つ手を思いついて、自己を立て直すことができるはずだからです。

② 看護場面でのゆらぎ

　気がかりな看護場面の再構成を通じて、看護師がゆらいだ自己を立て直していく過程を、具体的な事例（次頁表4）によって確かめてみましょう。

(1) 患者と口論になった場面の再構成

　事例提供者の遠藤さんは26歳の女性看護師で、アルコール依存症の専門治療を行う精神科病棟に勤務しています。この病棟では、短期の急性期治療に加え3カ月のリハビリテーション・プログラムを実施していますが、その一環として週に1回、看護師とコ・メディカルが二人一組になって、数名の入院患者を対象とするグループワークを行います。遠藤さんが再構成したのは、司会の当番だった遠藤さんが、グループワークの最中に患者Sさんと口論になった場面です。まずは、プロセスレコード（次頁表4）に目を通してみてください。

(2) 第三者たちの反応

　このプロセスレコードを読んでの感想はさまざまだと思います。

　「遠藤さんは、患者の気持ちを理解しようとしていないのではないか」という疑問を抱いた人や、「看護師が患者をやりこめるなんて！」と驚いた人がいるでしょう。いずれも、自分と遠藤さんとの間に距離を感じ第三者的な立場をとる、どちらかというと突き放した見方です。一方では、「自分も患者と言い争った後で嫌な思いをしたな」とか「あれだけ言いたいことを言えたら痛快だろう」と思った人もいるのではないでしょうか。こちらは、遠藤さんに肩入れし、遠藤さんの立場に添おうとする見方です。

　遠藤さん自身は、「むきになって患者とやり合ってしまうなんて、看護師として自分は不適格なのではないだろうか」と思って、この後しばらく落ち込んだといいます。しかし、この場面には、自分にとって何か

第3章 ● 看護場面の再構成はなぜ必要か？　33

表4　看護場面Ⅰ

私の見たこと 聞いたこと	私の考えたこと 感じたこと	私の言ったこと 行ったこと
①発言順の1周目、Sさんは「何もありません」と言って目をつむり、腕組みをしてしまう。	②やっぱり、しゃべらないつもりなのか。困ったな、時間も余っちゃうし。	③「1週間何も感じなかったんですか?」と問い返してみる。
④「そうじゃないですけど、しゃべらないと決めたんです」と憮然とした表情。	⑤グループ・ミーティングなんだから、しゃべりたくない理由とか、話してくれればいいのに。	⑥「プログラムの中でミーティングはたくさんあるのに、そこでしゃべるのを拒否してしまったら、もったいないと思いませんか?」
⑦「別に…。こんなミーティングに意味があるとは思えない」と、相変わらず閉眼したまま。	⑧こんなこと言われたら、他の患者さんに示しがつかない! 何とかしなくちゃ。	⑨「ARP(=アルコール・リハビリテーション・プログラム)に意味がないと思うのなら、3カ月も入院していることはないですよね」
⑩「できれば退院したいですよ。でも会社から3カ月行って来いって言われましたから」と言う。	⑪そんな気持ちで入院しているんなら意味ないから、自己退院すればいいのに。	⑫「でも参加する以上は、他人の話は聞いてください。寝たふりなんかしないでください」
⑬「寝てなんかいませんよ。話は聞いてるからいいでしょう」と、腕組みをし、うつむいたまま。	⑭まったく、すぐひねくれて、態度が悪いんだから。	⑮「でも他人の話を聞くような態度には見えませんけど」
⑯「そうですか。じゃあ」と座り直し「これでいいですか?」と言う。	⑰カッとして、言いすぎちゃった。今日はリーダーなのにどうしよう。グループもシーンとしちゃったし。	⑱「すみません、言い過ぎちゃって。プログラムの中でミーティングって大切だと思っているんで、参加しないのはもったいないと思って…」

大事な問題が含まれているような気がして、思い切ってこの場面の再構成を行い、事例検討会に提示しました。

この事例検討会は、遠藤さんよりいずれも経験年数の長い数名の看護師が参加して行われましたが、遠藤さんに批判が集中することはありませんでした。むしろ、遠藤さんの思い切りのよさと表現の大胆さへの新鮮な驚きや、自らの看護師としての資質まで問おうとする真摯な姿勢への共感が、多くの参加者によって語られました。遠藤さん自身は、先輩看護師による手厳しい批判を予期していたため、拍子抜けしながらも支えられた思いがして安堵し、リラックスして本音を語ることができたとのことです。

事例検討による再構成場面の振り返り

(1) 気がかりの背景

　事例検討を経て見えてきたのは、以下のような内容です。
　遠藤さんは、Sさんの言動によって刺激され、怒りを覚えていますが、その怒りにはSさんに前向きの療養姿勢を示してほしいという、看護師としての願いも重なっています。また、Sさんの勝手な行動に困惑しながらも、「他の患者たちが迷惑を被るのを防ぎたいけれども、どうしたらいいかわからない」という焦りの気持ちもありました。さらに遠藤さんは、怒りの感情に導かれることによって、Sさんの言動の問題点を的確に突いていますが、その反面、自分自身の困惑や焦りについては自覚できていなかったようです。

(2) 困難な現実を直視できるには

　看護師は一般に、周囲からは患者に不信や怒りを向けてはならないと考えられがちで、看護師自身もほぼそう考えています。たしかに、看護師が患者に不信や怒りを抱えたままでは、援助関係の成立や持続は難しくなります。ただし、患者の態度や言動に疑問や不信を感じた場合には、そのことをはっきり告げ厳しい態度をとることも看護師の重要な役割です。

一般に不信や怒りは批判精神の発揮と関連しているので、看護師が患者に対して抱いた不信や怒りは、患者の態度や言動の不適切さに対応していることも多いと考えられます。とはいえ、怒りの表現や表出が破壊的な作用を及ぼす場合があることも事実です。したがって、看護師には不信や怒りのままに患者を難詰するのではなく、患者への不信や怒りが生じていることを早めに察知し、その由来を探りながら患者に伝えるべき内容を模索することが求められます。

　患者にしてみれば、看護師に告げられた厳しい現実を受け入れることには大変な苦痛が伴うことが少なくありません。そのことを先取りして気遣うあまり、多くの看護師は、患者に厳しい現実を直視するような働きかけをためらい、その結果、批判精神の発揮がおろそかになりがちです。しかし、それでは未解決の課題を先送りすることになり、かえって患者を苦しめることになりかねません。

　オーランドはそのような事態を避けるために、看護師の側から患者に対して、患者の態度や言動に刺激されて自分の中に生じてきた知覚・思考・感情と一致した率直な表現を患者に投げかける必要があると考えました。看護師が患者に本音をぶつければ、患者の側も本音を返してくれるので、患者の気持ちを理解する上で重要な手がかりを得られるというわけです。

（3）"合作"としての看護場面

　そういう意味で遠藤さんの言動には、怒りを隠さず正しいと思うことを告げる率直さが示されているといえます。Ｓさんも遠藤さんに対抗して、弁明の形をとりながらも、自分の置かれた立場の不本意さを率直に述べています。池田流に言えば、この再構成は「遠藤さんの作品」として鑑賞されることが望ましいわけですが、それと同時に、この場面が「遠藤さんとＳさんの合作」であるという見方も大切だと思います。"合作"として見た場合、Ｓさんの斜に構えた態度によって、遠藤さんの遠慮のない批判が引き出され、この批判がＳさんの開き直った本音を引き出したという相互作用の妙を味わうことができるでしょう。

（4）怒りの"表出"と"表現" クライエント中心療法に至る経緯

　事例検討会の参加者たちが、遠藤さんとSさんのやりとりに感じた新鮮さは、多くの看護師にとって、患者との間で本音のやりとりをする体験が乏しいことに関連すると考えられます。多くの看護師は、患者の態度や言動に疑問や不信を抱いても、それらの感情を率直に表現することをタブー視しがちです。その背景には、看護師もカウンセラーと同様、患者の話を傾聴し、共感的に理解し、受容しなくてはならないという暗黙の約束事があるように思われます。それだけに、約束事に縛られず感情を表出した遠藤さんの言動が、参加者たちには新鮮に感じられたわけです。

　ロジャーズは、非指示的な傾聴のすすめから積極的傾聴を経て、最終的にはクライエント中心療法の提唱に至りました[14]。非指示的傾聴とは、相談活動において常識とされていたクライエントの認識不足を指摘し対処策を指示するという対応を疑問視し、指示を一切せずにひたすら受身に話を聞くというアプローチを意味します。この当時としては常識破りのアプローチによって、クライエントは苦悩を思う存分語ることができるようになり、その結果、何が問題でどうしたらいいのかを自力で見つけ出すことができるようになることがわかったのです。

　ただし、非指示的で受身な傾聴だけでは、いっこうに問題が明確にならず苦悩も解消しないクライエントも一定数存在することも明らかになりました。苦悩のきっかけとなった不快な出来事について淡々と語ったり、苦悩をもたらしている人物への不満を延々と愚痴り続けたりする人たちです。この人たちに欠けているのは、苦悩そのものに関心を向け、自分はいったいどのような感情を抱いているのかについて語ることでした。

　そのようなクライエントへの対応に必要とされたのが、積極的傾聴です。ロジャーズは、自分からは感情について語らないクライエントに対して、出来事の経過で味わった不快な感情の中身についてたんねんに問いかけることを奨励しました。それでもなお、感情について表現することができないクライエントに対しては、怒り・嫌悪・落胆などの感情語

第3章　●　看護場面の再構成はなぜ必要か？　　37

を例示し、クライエントの体験した感情について確認するという方法も提示しています。

事例検討会では、遠藤さんの体験や、遠藤さんとＳさんのやりとりを作品として味わうことを出発点として、遠藤さんの感情的な反応と遠藤さんの表現との関連性についても、検討が深められていきました。この討論によって明確になった内容を以下に紹介してみましょう。

まず、遠藤さんの怒りについてですが、この感情はＳさんへの批判という形をとって無意識のうちに表出されています。つまり、遠藤さんは自分が怒りを感じていることを自覚し、それを意識的に表現しているわけではありません。また遠藤さんは、怒りと同時に困惑や焦りを感じているのですが、それらの感情は一切表現されず、態度としても表出が抑制されています。こうして、遠藤さんの困惑や焦りは押し隠され、怒りだけが突出した形で投げかけられた結果、Ｓさんも怒りの力を借りて遠藤さんに抵抗し、切り口上の応酬がエスカレートしていく格好になりました。

遠藤さんの困惑や焦りが率直に表現されれば、Ｓさんも、自分の態度が遠藤さんを困らせていることに気づいて、何か別の言い方を思いついたかもしれません。また、遠藤さんが怒りにまかせてＳさんを批判するのを避け、自分が怒りを感じているという事実を穏やかに表現していたら、Ｓさんは身構えながらも、遠藤さんが怒っている理由に関心を向けることができたのではないでしょうか。そうなれば遠藤さんも、Ｓさんの態度がＳさん自身のためにならないのではないかと心配していたことを伝えて、Ｓさんの自己理解を促すことができたはずです。

適切なケアの基準と表現の多様性

(1) 感情の選択的な表現

このように、再構成された看護場面のやりとりについて、事例提供者

の立場に添いながら患者の視点も加えより広い視野から眺めてみると、看護師が自分の感情と言語表現を一致させることの大切さが浮き彫りになってきます。つまり、看護師による率直な感情表現が患者の率直な感情表現を引き出すことによって、いわば本音と本音のやりとりが可能になります。そしてこのような相互作用を通じて、両者の人間関係の特徴から両者を取り巻く臨床状況の特徴へと、次第に視野が広がっていくわけです。

　ただし、不信や怒りなど相手に対して他責的で攻撃的な感情が無自覚なままに表出されてしまうと、両者とも相手の弱点にばかり関心が集中し、かえって視野が狭まり親密な関係は損なわれてしまいます。そのような状況に陥ることを避けるためには、自分の中に生じてくるさまざまな感情の全体を視野に入れながら、意識的な表現に努めることが望まれます。そうはいっても、心の中に生じてきた感情のすべてを表現することは不可能なので、取捨選択が必要になります。つまり、生じてきた多様な感情の中から、どれを選びどのように伝えたいかを吟味する必要があります。

　さらには、同じような場面でも、看護師によって感じることや相手に伝えたい内容はそれぞれであり、どれが正しいとはいえないことを確認しておきたいと思います。そう考えれば、事例検討会の参加者は、事例提供者の再構成した看護場面にふれた時にひらめいた、自分だったらこう言いたいというアイデアをそれぞれに披歴できるはずです。その内容はいわば"虹の七色"のようにスペクトルを描きます。

（2）可能なケアの多様性

　「何も話すことはありません」というSさんの開き直りに出合った時、遠藤さんとしては、Sさんの態度を許容するつもりはないという意思を態度で示すだけで精一杯でした。しかし後から考えれば、それ以外にも、以下のようにさまざまな対応が考えられるはずです。

　①「そんなふうに言われると、どうしたらいいかわからない」

第3章 ● 看護場面の再構成はなぜ必要か？　39

②「そう言われても困ってしまうので、何とか考え直してほしい」
③「話したくない理由が理解できないので、説明してほしい」
④「話したくない理由を、自分の言葉で説明してほしい」
⑤「そういう言い方には腹が立つので、反省してほしい」
⑥「そういう態度は見過ごせないので、あらためてほしい」

　ここに掲げた6つの応答の例は、内容こそ少しずつ違っていますが、看護師の内面に生じた反応を率直に表現しているという意味で、どれもオーランドの提唱した自己一致の原則に適合しています。またどれも、看護師として、患者の健康回復に向けて必要な援助の内容を見極め、援助を提供し、結果を評価したいという思いに根ざした表現とみなすことができます。したがって、このうちのどれが正解ということではなく、どれが最適かということも一概にはいえません。かといって、誰がどれを言ってもいいということにはならないでしょう。看護師や患者の人柄や、お互いの人間関係の推移、また看護師がこの患者に今後どうかかわっていきたいのかに応じて、ほかならぬその場面では"何をどう伝える"のがふさわしいかが絞られてくるはずです。

（3）批判を受け入れられるには

　再構成を行った学習者の立場からすると、指導者の示す基準に沿った対応が唯一の正解であるという前提に立って否定的な評価を受けることには、かなりの抵抗を覚えるものです。一方で、個人的な達成度や臨床状況の困難さなど制約の多い中で、学習者なりに精一杯の努力や工夫を重ねていることについて指導者からの理解や評価が得られると、不十分な点についての指摘を率直に認める気になります。そして、指摘や助言、時には手厳しい批判も受け入れ、より適切なケアをめざして新たな方法を試してみたいという気持ちが湧いてきます。

　こうした経過をたどるうちに、当初は看護場面をめぐる"気がかり"という形で表れていた心のゆらぎは収まって、専門的な援助を担えそう

であるという自信が高まるとともに、今までよりも柔軟性に富む看護師としての新たな規範が形成されていきます。

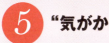
"気がかり"への注目から危機状況の克服へ

(1) つまずき体験を拾い上げる

看護学生や初心の看護師にとって、日々の臨床実践は、リアリティ・ショックともいうべき大小さまざまなつまずき体験の連続といってもよいと思います。遠藤さんの場合も、数年間の臨床経験を積み重ねていたとはいえ、アルコール依存症患者のケアという、それまでの常識が通用しにくい臨床状況に投げ込まれ進むべき方向を失っていました。それだけに、つまずいた場面を再構成し仲間とともに振り返った体験は、遠藤さんにとって大きな転機となったようです。

再構成法は、以下のステップをたどり、そうしたつまずき体験の一つひとつをたんねんに拾い上げ振り返っていく作業です。

第一のステップは、なぜその場面が気になるのかを自分に問いかけてみることによって、検討すべき問題を絞ることです。第二のステップは、その場面が、信頼できる第三者の眼にはどう映るかを伝えてもらうことによって、自己の限界を知り視野を広げることです。そして第三のステップは、第三者の視点に自己の視点を重ねて視野の狭さを責めるのではなく、他者の視点を組み込むことによって自己評価を高め自己への信頼を取り戻すことです。

これらのステップは、初心の看護師が、危機的な状況を克服して看護専門職としてのアイデンティティを確立していく道筋に沿うものです。そしてそこにこそ、再構成法の意義と必要性を見いだすことができるように思います。

（2）再構成法という拡大装置

　あるいはこういう言い方もできるでしょう。日々の実践の中から生じてくる“気がかり”は、心の小部屋に積もる埃や、水底に沈殿する泥に例えることができます。実際に一昔前には、実践経験が豊富なベテラン看護師から「臨床は理屈どおりのきれいごとが通用しない“泥臭い”ものだ」というセリフを聞かされることがよくありました。埃も泥も、一見すると何の役にも立たず、しかも放っておくといつの間にか生活環境を蝕んでいきます。時には心の小部屋の埃を払い、水底の泥をさらわないと、知らない間に心が荒んでいきます。

　しかし、汚くてふれたくないように思える埃や泥も、一すくいして顕微鏡で見ると、細かい繊維や結晶が絡み合って、神秘的な美しさを見せてくれます。再構成法は、気がかりという心に積もった埃や泥の中に隠された、臨床実践の複雑な仕組みを拡大し、その働きを読みとれるようにしてくれる顕微鏡に例えることができます。

　この方法をうまく使えば、患者、看護師、お互いの人間関係の特徴、そしてそれを取り巻く環境の成り立ちについてのきめ細かい観察に基づく、臨床状況の広く深い理解が可能になります。自分が今どこにいて、どこへ流されようとしているのか、そして、本当はどこに行きたいかが見えてくれば、自ずとアイディアが浮かんできて、どうしたらよいかを決められるはずなのです。

　患者ケアの行き詰まりは、実践にとっての危機であると同時に、看護師としての自己にとっても危機です。再構成法は、この二重の危機を克服するためにおそらく最も有効な装置でしょう。とりわけ、学生や初心者の自己学習と学習支援にとって不可欠な方法だといってもよいように思われます。それだけに、遠藤さんにとって、思ったことを率直に表現し合える仲間とともにプロセスレコードを検討した経験は、その後の看護師としての歩みにとって大きな支えとなったようです。

第**4**章

プロセスレコードには
何をどのように
記述するか?

看護場面を再構成するにあたって、どのような場面を選び、どのようにプロセスレコードを作成したらよいのかという疑問を持つ人が少なくありません。この章では、その疑問に答えながら、再構成法を活用しやすい記述の仕方について考えてみます。

 "気がかり"な場面を選んで再構成する

　ペプロウやウィーデンバックが言っているとおり、どのような看護場面を再構成しても学べることがたくさんあるのは事実です。しかし、看護職に求められる援助関係の形成能力を高めるためには、やはり"気がかり"を残した看護場面を取り上げることが重要なようです。もっとも、たんねんに振り返ってみるとどのような看護場面にも"気がかり"が残っていて、しかも、どの"気がかり"にも情報が凝縮しています。したがって、"気がかり"から必要な情報を適確に読み出すことができれば、看護場面の全体像が見えてくるはずです。

　患者ケアをめぐって"気がかり"を覚え、その思いが後を引きやすいのは、おそらく以下のような場面でしょう。困った様子の患者や、苦しそうな患者に、援助の手を差し伸べたいけれども、どうしてよいかわからず、何もできなかった場面。手を貸そうと試みたけれども、効果が上がらなかったか、上がったかどうかがはっきりしない場面。援助するつもりで、かえって患者を苦しめてしまった場面。強い感情にとらわれて、援助を忘れてしまった場面。必要と思った援助が、チームや患者自身に受け入れられなかった場面、などなど……。

　このような場面で看護師は、不安・心配・閉塞感・無力感・後悔・罪責感・異和感・不信感・疑念・不全感などさまざまな否定的感情を味わいます。このような否定的感情は、看護師としての目標達成が阻害されることによって生じる欲求不満、すなわち看護師ニーズの表れです。ペプロウによれば、患者の感情に患者のニーズが反映しているのと同様に、看護師

の感情にも看護師のニーズが反映しています。看護師が患者のニーズ充足を援助できたと感じれば、看護師のニーズも充足されて、達成感・充実感・安堵感などの肯定的感情が生じ、否定的感情の多くは解消されます。一方で、援助の遂行には困難を伴い目標を達成できなかったと感じた場合は、否定的感情が幾重にも重なった"気がかり"が残ります。

"気がかり"とは、「何らかの漠然とした対象が心に引っかかって、注意を反らすことができない」状態のことです。"気がかり"の対象がより明確で、否定的なニュアンスが強い場合に感じるのは"不安"と"心配"です。"不安"と"心配"は、いずれも「不都合な事態が生じるのではないかという"気がかり"」を意味しています。ただし、"不安"には、迫りくる不都合な事態への危機感と、危機の回避を危ぶむ受身で消極的な構えが反映されています。"心配"のほうが"不安"よりも危機感は弱めで、しかも、自分以外の人が不都合な事態に見舞われることを防ぎたいという愛他的かつ能動的な姿勢が含まれています。"心配"を動詞形にすると"心を配る"になるので、能動性はより明確になるでしょう。

つまり、"気がかり""不安""心配"という縁の深い3つの感情語は、いずれも否定的な将来予測の表れであり、その他の感情語もそれぞれに、現状についての否定的な判断の表れです。したがって、"気がかり"への注目を糸口として見いだされるさまざまな感情を識別し、それぞれが表す意味を探っていくと、看護師の心の動きに映し出された患者の状態や臨床状況が、明らかになっていくわけです。

困難にぶつかった時、どのような欲求不満を感じるかは場面によっても違いますが、個人差もかなりあります。後悔や罪責感を抱きやすい人は、自分の過ちを責める傾向が強いでしょう。不信感や異和感を覚えやすい人は、自分よりも相手の過ちに関心が向けられる傾向があります。閉塞感や無力感を抱きやすい人は、やや受け身で悲観的な傾向がうかがえます。気がかりの中身が不全感や疑念に止まる人は、楽観的な傾向がうかがえます。

不安や心配に比べると"気がかり"は軽めの欲求不満で、多くの人が頻

繁に感じているはずです。"気がかり"な場面が積み重なると、行き詰まり感・異和感・不全感がつのるので、そうならないうちにこまめに振り返りを行っておくと、自信や安定感を取り戻すことができます。ただし、"気がかり"を飛び越していきなり深刻な状況に立たされ、強い欲求不満を覚える場合もあります。そのような看護場面をあえて取り上げて検討すると、自己の限界を明確にし、それを克服する方向を探るのに役立ちます。

　自分の限界を明確にすることが大切だといっても、気がかりを残した場面を振り返るのには多少の覚悟がいります。それでも、いったんその場面を取り上げ、詳細に検討を加えていくと、否定的な要素だけではなくて、むしろ肯定的に評価できるような要素、例えば相手とふれ合えた感触なども思い起こされてくるものです。このように"気がかり"を"気にかける"という能動的な取り組みにより、視野が次第に広がっていく体験こそが、プロセスレコードによる学習の醍醐味といえるでしょう。

② 思い出せなくても気にしない

　取り上げた看護場面で、自分と患者との間で何が起きていたのかについて、綿密に検証するためには、やりとりを正確に再現するに越したことはありませんが、人間の記憶力には限界があります。やりとりを録音するという方法もありますが、日常の看護場面と比べると自然さに欠けるし、いつも録音するというわけにもいきません。

　そう考えると、プロセスレコードによる学習は、その効果が学習者の記憶力によるところが大きく、負担の重い学習法であるということになりかねません。しかし、実をいうと学習にとって有効なプロセスレコードの作成は、記憶力に自信がない人にとって、極端に難しい作業とはいえません。まずは取り上げたい場面を特定し、やりとりがどのように始まり、それに引き続いて何が起こったかを順に思い出せる範囲で記述し

ていけばいいだけのことだからです。

　時には、話の発端や途中経過は思い出せないけれども、相手の様子や言動の断片が印象に残っているという場合もあります。その場合、とりあえず思い出せたことを言葉にしてみると、その前後に何が起こったかが芋づる式に思い出されることがあります。意識の流れに沿って、「第1欄：感覚・知覚」「第2欄：思考・感情」「第3欄：言動」の順に記述するというプロセスレコードの記録様式も助けになります。『自分は何を感じ、どう考えたのか』『相手や自分はなぜそのように言ったり、行ったりしたのか？』と自分に問いかけてみると、記憶をたぐり寄せやすくなるからです。

　それにしても、再現した会話があまりにもちぐはぐだったり飛躍していたりして、本当にそういうやりとりだったのかどうか、自信が持てなくなる場合もあるでしょう。ところが、再構成した看護場面について、指導者や学生仲間と一緒に検討している中で、わかりにくいと指摘されたことがきっかけになって、忘れかけていた相手の言動や、その言動に接した時の心の動きが想い起こされることもあります。

　さらには、思い出せないことに重要な意味があると考えることもできます。例えば、相手の一言の印象が強すぎて気持ちが奪われ、前後のやりとりが思い出せない場合があります。相手の言葉による驚きや落胆があまりにも大きいことから、相手に対して過剰な期待を抱いていたことが浮き彫りになる場合もあります。

　また、会話の内容をほとんど忘れてしまった中で、はっきり覚えている言葉があったとすれば、それは自分にとって特に重要な言葉だと考えてもよいでしょう。つまり記憶にムラがあったという事実から逆算して、その相手とのやりとりの中で、自分の関心はどこを向いていたのかが浮き彫りにできるわけです。さらには、すぐに思い出せなくても気にしないこと、ただし、あっさり諦めずに、少し時間をかけて思い出す努力をしてみることも大切です。

第4章 ● プロセスレコードには何をどのように記述するか？　47

③ その時使った言葉で表現してみる

　看護場面を再構成する時、特に重要なのは折々に体験した出来事とそれにまつわる感情を思い起こして記述することです。ところが、慣れないうちはどうしても、出来事を羅列したり、一連の経過を思考によって整理し記述しようとしたりしがちです。もちろん、やりとりをすべて再現するのは不可能ですから、多少は省略したり言い換えたりするのは構いません。ただし、肝心なところが抜け落ちてしまうと、その時に味わった生き生きとした感情が呼び起こされにくくなります。そこで、特に耳に残っている言葉や、自分が心の中でつぶやいた言葉をできるだけ、その時のままに再現してみると、その場の情景やその時の感情が甦ってきやすくなります。

（1）実習をやめたくなった看護場面

　ここで、1つの事例を取り上げてみましょう。

　看護学生の篠原さんは、精神科の男子急性期病棟で実習した際、統合失調症の診断を受け入院してから半年になる26歳の患者Nさんとの間で、表5のようなやりとりを体験しました。患者と学生が2、3人ずつで院内を散歩している時に起きた出来事です。

　篠原さんには、実習のレポートとして看護場面の再構成を行い、病棟の臨床指導者のコメントをもらって学校に提出することが義務づけられており、筆者は、臨床指導者の立場にありました。2週間の実習は翌日で前半を終えるという日でしたが、彼女はプロセスレコードを取り出しながら切羽詰まった表情を見せ、「明日から来たくない」とつぶやきました。ところが、そのような切迫感はこの再構成から伝わってきませんでした。

表5 看護場面II

私の見たこと 聞いたこと	私の考えたこと 感じたこと	私の言ったこと 行ったこと
①散歩中、並んで歩いていたNさんが、黙ったまま私の肩に腕を回してきた。	②Nさんを傷つけてはいけないから、さり気なくかわそう。	③無言のまま、Nさんの腕を外した。
④Nさんはまた腕を回してきた。	⑤こういうことはすべきでないと、Nさんにはっきり伝えよう	⑥無言でNさんの腕を外し、少し立ち止まってNさんを先に行かせた。
⑦Nさんも立ち止まって、こっちを振り返った。	⑧少しはわかってくれたかな。	⑨私は、一緒にいた他の学生と話し始め、その後帰棟するまでNさんとは口をきかなかった。

（2）"思ったこと"と"感じたこと"

　中央の欄に注目してください。②の「Nさんを傷つけてはいけない」、⑧の「少しはわかってくれたかな」は篠原さんの判断です。また、⑤の「Nさんにはっきり伝えよう」は、篠原さんの意図です。いずれの記述も篠原さんの"考えたこと"が主な内容であり、"感じたこと"については記述されていません。状況から推測すれば篠原さんが苦境に立たされ、つらい思いをしていることは理解できるけれども、感情が伝わってきにくいのはそのためでしょう。

（3）思いを率直に伝えること

　次頁表6は筆者による篠原さんへの指導場面をプロセスレコードにしたものです。篠原さんは、Nさんの行動へのムカつき、すなわち怒りを基調とする生理的嫌悪感を言葉で表現できたことで少しスッキリし、しかも率直さを評価されたことでホッとした様子でした。そして、その時に感じていたのは怒りだけでなく、自分の人格が傷つけられた感じがして悲しかったことも思い起こされてきました。一緒に聞いていた仲間の

表6　指導場面Ⅰ

私の見たこと 聞いたこと	私の考えたこと 感じたこと	私の言ったこと 行ったこと
①プロセスレコードを取り出しながら、「明日から来たくない」とつぶやく。	②嫌な思いをしたようだけど、感じたことは書いていないな。Nさんには困ったもんだ（呆れ）。	③感じたことは書いていないよね。
④「先生（＝教員）には"思ったこと"を書くように言われたので、そのとおりにしました」	⑤教員からの圧力もあって、余計に追い詰められていたんだな（苛立ち）。開き直り気味だし、ていねいに説明する必要がありそうだ。	⑥確かに、『Nさんを傷つけてはいけない』や『少しはわかったかな』は思ったことだけど、それは考えたことであって、感じたことではないよね。
⑦「えっ……」	⑧虚を突かれたようだけど、感情も書かなきゃいけないと思い始めたようだ（手応え）。ただ、ちょっと焦らせてしまったかな（後ろめたさ）。	⑨感じたことって"喜怒哀楽"のことだけど、それは書かれていないよね。でも、この場面で何も感じてなかったことはないんじゃないかな。
⑩「何も感じていなかったわけじゃないです」	⑪話は詰める必要があるけど、追い詰めないようにしないと（慎重）。	⑫じゃあ、この時心の中で本当はどう感じていたか話してくれるかな。
⑬「むかついた」とつぶやくように言って、横を向く。	⑭結論を急いで無理やり言わせちゃったみたいだな。でもよく、思い切って言ってくれたな（感動）。	⑮そう、それだよ。よく思い切って言ってくれたね…。でも、どうして最初から書かなかったの？
⑯「そんなこと書いたら先生に怒られちゃう」とうなだれる。	⑰かわいそうに（同情）。教員は一体何してくれてるんだか（怒り、納得）。	⑱そうか、そういうふうに考えていたんだね。
⑲顔を上げて、私の顔を見る。	⑳怒られなくて驚きながらもホッとしてくれたようだ（安堵）。怒りへの共感をしっかり伝えたいな。	㉑それはムカつくよね。ムカつくっていうのは怒りと嫌悪感だね。他には何を感じていた？
㉒「うーん、傷ついたかな。それと、悲しかった」	㉓大事なことに気づいてくれた（手応え、感動）。	㉔ああ、そういうことだったんだね。

実習生も、篠原さんへの共感を口々に伝え彼女を精神的に支えてくれましたが、それでも彼女は、明日からNさんとどんなふうに接したらよいかわからないと悩んでいました。感じたことを率直に表現してみたらとすすめると、彼女は「そんなことしたら、Nさんを傷つけるだろうし、怒らせてしまいそうで怖い」と言います。

　そこで筆者は、彼女に次のように告げました。はっきりと言葉で表現せずに、さりげなく伝えようとしても、思惑どおりにならないのは、今日の一件ですでに証明済みだと思う。それに、はっきり言わずに態度で拒否し続けても、Nさんは混乱するだけだろう。「ムカついた」とストレートに告げるのが適切だとも思えないけれども、篠原さんの傷ついた思いを率直に伝えることは大切だと思う。それは、Nさんが自分の相手に与えた影響について知る機会を提供することになるし、結果的にNさんとの関係を修復することにもつながるだろう……。

　うなずきながらも、まだ自信がなさそうな篠原さんに対して、筆者は、過保護かもしれないと思いつつ最後にこう言いました。「だまされたと思って、Nさんに一番言いたいことを何でもいいから言ってみたらどうかな。大丈夫、保証するから。何かあったらフォローするし」。

　翌朝、篠原さんはNさんのところに行くと、「私、昨日傷ついたんだからね！」と、勢いよく声をかけました。「どうして？」とたじろぐNさんに、「黙っていきなりレディーの肩に手をかけるなんて紳士のすることじゃないわよ」「ああ、そうか。ごめん」……。あまりにあっさりしたNさんの反応に、篠原さんは拍子抜けしたようでしたが、こんなやりとりの後、穏やかに話し合う2人の様子を見届けて、筆者はそっとその場を離れました。

（4）否定的な感情にどう対処するか

　実習記録に「ムカつく」と書いたら教員に怒られるという篠原さんの推測が、本当に正しかったのかどうかはわかりません。ただし、看護場面を再構成する際に、多くの学生が教員の評価を気にして、正直な気持

ちの記述をためらいがちなのは事実です。患者とのやりとりの中で抱いた正直な気持ちが、共感や充実感などの肯定的な感情ならばともかく、怒りや嫌悪などの否定的な感情の場合、学生に限らず多くの看護師もそれを患者に向けて表出しないようにしています。それはおそらく看護職の間で、患者にはどんなことがあっても怒りをぶつけてはならないというルールが暗黙の裡に共有されてきたからです。

　健康上の問題を抱えて苦しむ人を援助するという看護師の役割が、そのようなルールを生み出したことには必然性があるでしょう。しかし、看護師はどんなことがあっても患者に怒りを向けてはならないというルールを絶対視すれば、看護師は挫折や疲弊に追い込まれてしまいます。現に、「明日から来たくない」とつぶやいた篠原さんは、挫折の瀬戸際まで追い詰められていました。

　看護師の抱えるこのようなジレンマに関連して、社会学者のホクシールドは、援助職やサービス業の担い手を厳格な感情規範が課せられた感情労働者であると説明しています[15]。これらの職業人には、顧客の不快感を緩和するという目的で、不快感の表出や表現の抑圧・抑制（＝表層演技）と、不快感が生じないようにする感情統制（＝深層演技）が求められているというわけです。患者の無理な要求にも不快感を露わにしないことが表層演技、患者の苦痛への共感に努め自分が不快を感じないように仕向けることが深層演技に当たります。たしかに、患者への許容度を高めようと思うあまり、患者に怒りを感じた自分を恥じて、怒りが生じたという事実を否認する看護師もいそうです。怒りを感じたことを否認すれば、患者の自己本位な要求やルール違反への許容度は高まりますが、患者のニーズ評価や状況把握の眼がくもらされ、結果的に適切な援助ができなくなります。

　2章で述べたように、感情には知覚による情報処理を引き継ぎ、さらに洗練させるという働きがあります。怒りという感情についていえば、「心身への侵襲、権利の侵害、進路の妨害などから身を守るため、反撃に出る必要がある」ことを私たちに告げてくれるという働きがありま

す。Nさんの行為は篠原さんの心に傷を負わせており、明らかなハラスメントであって、その再発を止めない限りNさんと篠原さんの間に援助関係は成立しません。その上で、なぜハラスメントという不適切な行為に至ったのか、これからどうしたらいいのかをNさんとともに明らかにしていくことが、Nさん・篠原さんを含む医療チームの目標となりました。

　一般に、ハラスメントの被害者からの抗議が加害者によって受け入れられるまでに、被害者は支援者の力を借りて多くの障害を乗り越える必要があります。篠原さんは筆者ら看護チームによる支援を生かしながら、「傷ついた」ことを率直にNさんに告げることによって、重要な役割を担ったといえます。その後、看護チームも、Nさんとの間で何度か話し合いを重ねました。

　Nさんは、高校在学中に発病し卒業はできたものの、病状が安定しなかったため大学進学を諦め、アルバイトも長続きせず入退院を繰り返していました。交際相手を求めて外泊のたびに元同級生の女性たちに片っ端から電話し、デートの誘いを断られ続けていたようです。Nさんとのことをどう思うのか問うと、「話しかけてくれたので仲良くなれたと思って、馴れ馴れしくしてしまった」「傷ついたと言われてびっくりした。悪いことしたと思う」とのことでした。

　女性との親しい関係を切望しながら得られない彼の寂しさと悲哀が伝わってくるとともに、現実感覚の乏しさには呆れるばかりでした。「学生さんに言われるまで、傷つけていたことに気づかなかったのは残念だな。女性と親しくなりたいのはわかるけど、自分の気持ちだけで突っ走ったらうまくいかないよね」と返すと、Nさんは背中を丸めて、「そうだね」とうなずきました。その後のNさんには、女子学生に対するハラスメントや急接近は見られず、紳士的な態度を心がけている様子がうかがわれましたが、外泊時の元同級生への電話はやめられないようでした。

　心に浮かんだままの言葉を思い起こしながら、自分の正直な気持ちを

洗い出すことにはつらさが伴うこともあります。自分の未熟さや包容力のなさを思い知らされ、看護師に向かないのではないかと自分を責めたりしたくなるからです。篠原さんも、Ｎさんの心境や境遇がわかってくるにつれて、Ｎさんに怒りや嫌悪を感じたことや、それを教員と指導者に知られることへの恐怖から、Ｎさんへの看護を忘れていたのに気づいて凹んだとのことです。

　それでも、怒りや嫌悪を覚えても自分を責めずにそれらの感情が湧いてきたという事実を受け入れることによって、そう感じた自分を受け入れればいいことに気づいたようです。さらには、傷つきや悲しみを言葉にすれば、人間関係を壊さずに自分の気持ちを伝えられることがわかって、見通しが開けてきたようです。

第**5**章

看護場面の再構成を
どう評価するか？
──再構成法による自己評価の要点

この章では、看護場面の再構成を自己評価するにあたって、どのような視点を持つことが必要かについて示します。ウィーデンバックによる自己評価項目などを参考にしながら、筆者が作成したガイドラインを掲げ、若干の説明を加えます。次の章では、看護学生による3つの事例を取り上げ、このガイドラインに沿った本人の自己評価を中心に置きながら、再構成された場面を"鑑賞"してみます。

　はじめに、再構成法による自己評価の要点をまとめておきます (表7)。大きく分けると5項目あり、それぞれについて2〜4の小項目がつけてあります。質問の形になっているので、自分の心に問いかけてみて、浮かんできたことを記述してみてください。自己評価項目といっても、あくまで一つの目安であり、プロセスレコードを検討するにあたっての準備に役立てるための質問なので、何も浮かんでこない時は、後回しにするか省略するかしても構いません。

　では、各項目ごとに見ていきましょう。

この場面を再構成した動機

（1）この場面についての"気がかり"

　第4章に述べたとおり、"気がかり"を残す場面を取り上げて検討を加えたほうが得るものが大きいのも事実ですが、どんな場面を検討しても学ぶ点はあります。また再構成をしてみようと思ったからには何か気になっていることがあるはずなので、どの場面にするかについてはあまり思い悩まず、直観的な選択に任せるとよいと思います。そして"気がかり"の奥に、"不安感（何となく心配だ）""閉塞感（行き詰まった）""異和感（すっきりしない、しっくりこない）""不全感（上手くいかない）"などの感情を探っていくと、そこが気づきの糸口となります。

表7　再構成法による自己評価の要点

❶ あなたはなぜ、この場面を再構成しようと思ったのですか？

(1) この場面には、どのような"気がかり"が残っていますか？
(2) この場面では、どのような"手ごたえ"や"充実感"を感じましたか？

❷ この場面には、どのような背景があると考えられますか？

(1) 患者はどのような人ですか？
(2) 患者にはどのような背景（成育歴、家族関係、生活状況）がありますか？
(3) 病棟の臨床状況にはどのような特徴がありましたか？
(4) この事例には全体としてどのような特徴があるでしょうか？

❸ あなたと患者との間には、どのような人間関係が生じていたと考えられますか？

(1) お互いに相手の言動にどのように反応していますか？（特に感情的な反応に注目）
(2) お互いの間には、どのような"ずれ"がありますか？ "ずれ"は克服されましたか？
(3) お互いの関係は、親密ですか、疎遠ですか？ 距離は近いですか、遠いですか？

❹ あなたは、患者との間に生じた人間関係を、看護にどのように生かしていますか？ 今から思えばどのように生かせましたか？ これからどのように生かせそうですか？

(1) 患者への働きかけをどのような要因によって動機づけられていますか？
(2) 患者にとって必要な援助について、患者の反応からどのような気づきを得ましたか？
(3) 患者の反応について感じたことや考えたことに基づいて、どのような働きかけを行いましたか？

❺ 看護場面の再構成をめぐる以上の検討を通じて、どのような気づきを得ましたか？

(1) あなた自身や、あなたの人間関係の特徴について、どのような気づきを得ましたか？
(2) 看護的な人間関係について、何を学びましたか？
(3) あなたの看護の特徴について、どのような気づきを得ましたか？
(4) この場面を振り返ってみて、何を感じていますか。

（2）この場面についての"手応え"と"充実感"

　取り上げた場面には、"不安感""閉塞感""異和感""不全感"のような否定的感情ばかりではなく、"手応え"や"充実感"などの肯定的な感情が

伴っていることもあります。場面の振り返りを行ううちに、肯定的な感情が湧き起こってきて、その場面の意義が明らかになって行くこともよくあります。

 ## この場面の背景や成り立ち

（1）患者の印象

　患者の風貌・体型・髪型・服装・姿勢などの外形や、身のこなし・話し方・表情などに表れるその人らしさについて、どのような印象を抱いていますか。人間関係は、自分でも気づかないうちに形づくられた相手の印象によって大きく影響されるので、相手を自分はどのようにイメージしているのかについて、自覚しておくことが大切です。

　特に重要なのは、患者が実年齢に相応なのか、それとも不相応に幼いか若く、あるいは老けて見えるのかです。多くのスタッフにとって同じように若く、あるいは老けて見えているとすれば、患者の発達課題を知る上で重要な手がかりとなりますが、あなたの見え方にはあなた自身の抱えている問題が反映している可能性があります。それから、患者についてまったく知らない人に、イメージをつかんでもらえるような描写を工夫していくと、多くの人と一緒に検討する際に問題を共有しやすくなります。

（2）患者の生活背景と全体像

　患者の生活背景は、家族関係や成育歴など過去から現在までの時間的な推移と密接に関連しています。診療録には、主訴・現病歴・既往歴と併せて、家系図や生活歴について記載されるのが通例ですが、情報が不足している場合や、得られた情報が活用されていない場合が少なくないので、自分で得た情報も加えてください。

　家系図は、遺伝素因の有無についての確認ぐらいにしか利用されない

ことが多いのですが、そればかりではなく、親族内の人間関係が患者に及ぼす影響について判断する上で重要な情報です。生活歴の中では、特に学校生活についての情報が重要です。患者は生きていく上で必要な知識や判断力を身につける機会がどのくらいあったのか、また、どのような問題を抱えてきたのかについてアセスメントする上で、極めて重要な情報だからです。

中には、知り合ったばかりで信頼関係ができない時期に、立ち入った質問をすることは失礼に当たり、患者の機嫌を損ね関係を悪くするのではないかと心配する人もいると思います。もちろん、好奇心に駆られ質問攻めにすることは慎むべきですし、話したくない様子がうかがわれれば、深追いをするべきではありません。そうはいっても、信頼関係ができるまではと、肝心な質問を先延ばしにしていると、情報収集のタイミングを逸することがあります。

一方、多少は立ち入ったことを尋ねるけれども、援助に生かしたいからであることや、話したくないことは話さなくても構わないことを伝えると、多くの患者は了解してくれます。さらには、得られた情報を患者と一緒に検討し援助への活用を図るように努めると、早めに信用を得ることによって協力関係に入ることができます。

（3）臨床状況

病棟全体の雰囲気が、明るくてのびのびしているのか、あるいは暗くて窮屈な感じなのかによって、スタッフと患者の態度や言動は大きな影響を受けます。患者とのやりとりがどのような場で行われるかによっても、お互いの態度や言動は大きな影響を受け、会話の内容も変わってくる可能性があります。2人だけの場面に比べると、他の患者やスタッフが居合わせる場面では、お互いに言葉の選び方が慎重になるでしょう。学生の場合、臨床指導者や看護チームの信用を得て、患者のケアを任されていると思えると、自信や手応えを感じることができます。その反対に、患者への対応の良し悪しを評価されているように思うと、のびのび

第5章 ● 看護場面の再構成をどう評価するか？──再構成法による自己評価の要点　59

としたやりとりができにくくなります。

　上述のような臨床状況による影響については、ふだんあまり意識しないものですが、意識できていなかった背後の要因にしばられてケアに行き詰まりを覚えることがよくあります。例えば、患者が初対面の学生に拒否的な態度をとる場合、スタッフへの医療不信や、以前に出会った学生の頼りない印象が影響しているというような場合です。患者との関係づくりが上手く進行しない時には、自分のかかわり方を反省するだけでなく、そうなってしまう背景についても検討してみると、行き詰まりを打開するための手がかりが得られることがよくあります。

③　看護師と患者の人間関係

　この項と次の項では、看護師と患者の人間関係についての検討を求めていますが、この項では、看護師と患者の人間関係そのものについて検討し、次の項では、この人間関係が看護という視点からどのように評価できるのかについて検討します。

(1) 感情反応への注目

　人間関係の特徴を読み取るためには、自分と相手がそれぞれに示している感情反応に注目することが重要です。第3章で述べたように、感情という精神機能は、感覚から知覚に至る情報処理の結果を受け継いで状況判断を下し、その内容を他の人に伝達するという重要な役割を担っています。それだけに、われわれの本音は感情にはっきり表れて、意識的な表現であれ無意識的な表出であれ、人間関係に非常に大きな影響力を及ぼします。

　ただし、感情を無意識のままに表出させてしまうと、話し手の危機感は伝わっても、危機的だと感じた理由や危機の内容は伝わりにくいという限界があります。一方、感情を意識化し、思考機能を駆使して感情に

含まれた情報を吟味し、情報処理の精度を高めれば、状況判断の質も高めることができます。

　現実には日常生活の中で、感情機能の理解に基づき、自分や他人の感情反応を意識化し人間関係に活用している人が多いとはいえません。しかし、看護師の場合は、健康を害した人々との間での双方向の伝え合いなしには求められている役割を果たせないため、コミュニケーションの質を決める感情という重要な要素に関心を向けることが不可欠です。そこで、取り上げた看護場面で自分の体験した感情を一つひとつ取り上げて、その由来や意味を探る作業が重要な意味を帯びてくるわけです。

(2) 人間関係における "ずれ"

　看護師と患者の関係について理解を深めるためには、人間関係における "ずれ" に注目することも大切です。看護師も患者も、各々が相手の行動に対して、何らかの予想と期待を抱いて向かい合いますが、相手の行動はしばしば相手に対する予想や期待とずれています。私たちは、相手の行動への予想や期待と、相手の現実の行動との間にずれを感じる時、「すっきりしない」あるいは「しっくりこない」というあいまいな不快感、すなわち異和感を抱きます。つまり、お互いの間のずれは、やりとりする言葉や態度のはしばしに表れて、"何となくおかしい" という異和感を生じさせているわけです。ずれた会話が続くと、お互いにうんざりしてしまいますが、どういうずれなのかがわかってくれば、コミュニケーションを深める工夫によって歩み寄ることが可能になります。例えばそれは、以下のようなやりとりのことです。

A：「さっきから、なんか話が噛み合っていないんだよね」
B：「たしかに。実をいうと、なんかスッキリしないと思っていた」
A：「そうそう、同じ話に戻ってばっかりで先へ進まないもんね」
B：「話を少し整理して、どこが噛み合ってないか確かめてみようか」
A：「うん、そうしよう」

第5章 ● 看護場面の再構成をどう評価するか？──再構成法による自己評価の要点　　61

表8 看護場面 III 患者・看護師の双方から見た看護場面の再構成
（コミュニケーション過程におけるずれの修正）

患　　者	
患者の内面	**患者の言動** 〔看護者の言動についての予想〕
	②布団をかけ閉眼し、臥床している。
⑤眠いのにうるさいな。寝たふりをしてやろう。	⑥閉眼のまま、じっとしている。表情は変わらず、返事もない。 ⑧〔眠っていると思ってすぐに立ち去る〕
⑨しつこいな。なんでそんな言い方されなきゃいけないんだ。とことん無視してやるぞ。	⑩無言のまま、布団を頭までかぶる。 ⑫〔無理に起こすのは諦め、行ってしまう〕
⑬もう我慢できない。あっちへ行ってくれ。	⑭布団を首まで下げ「うるさいな、放っといてくれよ」と怒鳴る。 ⑯〔驚いて行ってしまうか、強く怒るか…〕
⑰ あれっ、強く言い過ぎて、傷つけちゃったかな。……ちゃんと答えよう。	⑱「別に具合は悪くないけど、隣のAさんが一晩中うるさくて眠れなかったんだ」 ⑳〔寝ていていいと言うか、事情はわかるとけどやっぱり起きろと言うか…〕
㉑わかってくれてよかった。うるさいときもあるけど、いい看護師さんだ。配慮には応えなくちゃ	㉒「もう少し寝かせておいてよ。スッキリしたら作業に出るよ」 ㉔〔好意的に受け止め、了解してくれる〕

　ここで、「話が噛み合ってない」のは、両者の認識・関心・立場などのうちどれかがずれているからであり、その結果、「すっきりしない」という異和感や気がかりが生じています。しかし、ここでずれへの気づきを共有できれば、ずれを解消し噛み合った話に持ち込めるように協力し合

看　護　師	
看護師の内面	**看護師の言動** 〔患者の言動についての予想〕
③もう作業が始まるのに気づかずに寝ているのかな。起こしてあげなくちゃ。	①Mさんの病室の前を通りかかる
	④「Mさん、まだ寝てるの。もうそろそろ作業の時間よ」
⑦ぐっすり眠っているのかな…。いや、聞こえているはず。さぼるつもりなら見過ごせないな。	⑥〔素直に返事をして起き上がる〕
	⑧「どうしたの？ 起きなさいよ！」と少し声が大きくなる。
	⑽〔眠そうに目を開けて、渋々ながら起き上がる〕
⑪あ、やっぱり起きてたんだ。作業はさぼるつもりだな。それに返事しないなんて失礼しちゃう。	⑫「どういうつもりなの！」さらに声は大きくなる。
	⑭〔謝るか、不機嫌になるか、とにかく返事はする〕
⑮あ、いけない。怒らせちゃった…。こっちの都合を押しつけたかな…。起きなくてもいいから、どうして寝ていたいのかを聞いてみよう。	⑯「ごめんなさい、きつい言い方して…。今日はどこか具合が悪いの？」
	⑱〔不機嫌そうではあれ、寝ていたい理由を言う〕
⑲よかった、返事してくれて。そういう事情なら起きられないのも無理はないな。	⑳「そう、それじゃ、無理に起きろとは言えないわね…。今日はこれからどうする？」
	㉒〔「ずっと寝ているよ」と答え、臥床を続ける〕
㉓前向きな姿勢を見せてくれてよかった。…やっぱり、押しつけるとだめだな。他のスタッフともめないようにしておこう。	㉔「じゃ、待ってるわ。他の看護師にも言っておくわね」と言って病室を出る。

うことが可能になります。

　お互いの関心が完全にずれていたらコミュニケーションは成り立ちませんが、ずれている部分はありながらも、関心を共有する部分もあるからこそコミュニケーションが可能になるわけです。コミュニケーション

を成り立たせる上で、重要な糸口となるのは、"話が噛み合っていない"というAさんの発言にみられるように、コミュニケーションのプロセスで露わになったずれについて言及することです。こうして、お互いにわかり合いたい気持ちを持ちつづけて、辛抱強く会話を重ねれば、ずれは少しずつ埋められていくものです。次にその実例を示しましょう。

〈"ずれ"を埋めることができた看護場面〉

　表8（前頁）は、若手看護師の菊池さんによる、統合失調症の診断で精神科の男子慢性病棟に入院して1年になる28歳の患者Mさんとのやりとりのプロセスレコードに、Mさん自身に語ってもらった内容を組み込んで再構成したものです。再構成法の記録様式では、看護師の感じたこと、考えたことについては記載されても、患者が何を感じ何を考えたのかについては記載できないため補ってみたわけです。そうすることによって、看護師と患者のずれが顕在化した後、徐々に埋められていく過程が見えやすくなりました。

　菊池さんもMさんも、相手の反応への予想や期待と、相手の実際の反応とのずれに触発されて、怒りや欲求不満などの感情反応を起こしていることがわかります。菊池さんは初めのうち、相手の行動を自分の期待する方向に引き寄せようとしていましたが、それが無理とわかると、自分の言動を相手に沿わせ歩み寄ろうとしています。こうして、両者のずれは少しずつ調整され、お互いに相手への共感と理解が芽生えていく過程を見てとることができます。

（3）関係性に距離を置いてみる

　この項では、相手と自分との人間関係に距離を置いて遠くから眺め、両者は親密なのか疎遠なのかについて評価してみます。人間関係の渦中にいると、何を目的として、どのようなやりとりをしていたのかが見えなくなってしまうことがあります。そこで、時にはコミュニケーションのプロセスを振り返り、お互いの関係を突き放して観察してみると、い

ろいろなことが見えてきます。コミュニケーションについて観察した内容を言語化し、相手に伝えてコミュニケーションに生かそうとすることをメタコミュニケーションと呼び、コミュニケーションの質を高める上で不可欠の作業です。

　前項（2）に紹介したＡとＢの会話は、会話の流れについての印象を述べ合っているのでメタコミュニケーションといえます。一方、表8 看護場面Ⅲでは、菊池看護師も患者Ｍさんも、相手とのずれに気づき解消を図ろうとしてはいますが、ずれそのものに言及するというメタコミュニケーションは行っていません。コミュニケーション理論に重要な貢献のあるベイトソンは、ずれの言及で始まるメタコミュニケーションこそが、コミュニケーションを成立させるための条件であると述べています[16]が、看護場面でも十分試みる余地があると思われます。

４ 看護の視点からみた患者との人間関係

　この項では、前項の検討によって明確になってきた患者との人間関係の特徴は、看護という基準に照らした時に適切なのかどうかについて評価するように求めています。気がかりを残しているからには、何らかの問題を残しているはずなのですが、今出ている結果だけから、その時のやりとりに否定的、断定的な評価を下さないよう注意する必要があります。

　仮に現時点では望ましくない結果が出ているとしても、患者とのかかわりが継続しているならば、残された課題を明らかにすることを通じて、今後どう取り組むのかについての手がかりを探すという、前向きの捉え方も可能です。取り上げた場面でのかかわりは成果をあげていないとしても、実際にやってみて結果が出たからこそ、別の方法や手段を見出すことができたという事実を忘れてはならないでしょう。

　この項ではまた、患者の反応を見たり聞いたりしたことから、どのようにして援助の必要性を見極め、援助行為へとどのように動機づけら

れ、それを実際の行動へとどのようにつないでいったのかという心理的なプロセスについて吟味するよう求めています。ここでは、患者の反応に対する冷静な評価に基づく援助行動の選択という理知的な側面だけでなく、無意識のうちに患者を心から援助したいと思うようになった経緯についての自覚も大切です。看護場面の振り返りは、決して間違いを確認し反省するためではなく、援助関係を展開する上で手がかりとなるような指針を得て、ケアへの動機づけを高めるために行う作業であると考えたいと思います。

⑤ 再構成の自己評価によって得られた気づき

　この項では、❶〜❹で行ってきた看護場面の具体的な評価をもとにして、自分自身の特徴と、自分自身の人間関係の特徴を見つめるように求めています。さらには、そうして得られた自分自身についての気づきを"看護とは何か"という問いに照らすことによって、自分は看護師としてどのような持ち味を出せそうかについて探ることを求めています。

　❶〜❹が個別的・具体的な作業であるのとは対照的に、この項では高度の普遍化と抽象化が求められ、しかも自己と看護の根本にふれるテーマであるため、満足できる答をすぐに出すのは困難かもしれません。ただし、看護場面の再構成とその評価という作業は奥が深く、それだけに得るものが大きいのも確かです。まずは自己評価を行ってみて、それに教員・指導者・同僚・仲間などからの率直な助言や感想を突き合わせることによって、自分なりの結論へと少しずつ煮詰めていければよいと思います。

第 6 章

看護場面の再構成
からの学び
——3人の看護学生の自己評価に沿って

この章で紹介する看護学生が再構成した3つの看護場面は、どれもとりたてて珍しい出来事を取り上げたものではありません。むしろ、多くの学生が体験するようなありふれた場面といえるでしょう。また、3人とも決してケアが上手くいった場面だとは思っておらず、つまずきや行き詰まりを感じ、気がかりが残った場面を取り上げています。いずれも一見ありふれた場面でありながら、振り返ってみると、看護の基本にかかわる重要で興味深く、また考えさせる内容を含んでいます。

　取り上げられた場面で、3人の学生と患者たちは、それぞれに問題を抱えながら各々の個性を十分に発揮しているように思われます。そして、学生たちは本書に示したガイドラインを参考にしながら率直な自己評価を行うことを通じて、各場面に内包されるさまざまな課題を浮き彫りにしてくれています。

　筆者自身、これらの再構成場面と学生による自己評価を照らし合わせながら読むことによって、大いに刺激を受け多くの気づきを得ることができました。場面ごとにコメントをつけてみましたが、指導する立場からの評価というよりは、学生の体験を糸口として看護について一緒に学ぶための覚え書きと考えてください。読む人それぞれに気づきや学びが得られるはずなので、共感できるところとできないところ、疑問に思うところなどなどを率直に投げかけ合いながらグループで話し合ってみるのもよいと思います。なお、各事例に特徴的と思われるテーマを、問いかけの形で各節につけてみましたので、答えを探しながら読んでみてください。

1 患者への共感はケアにつながるか？
──芦川さんの事例

表9　看護場面 IV

私の見たこと 聞いたこと	私の考えたこと 感じたこと	私の言ったこと 行ったこと
①Yさんは、ベッドに横たわり目を閉じていた。	②また寝ているのに起こしてしまうのは悪いなぁ…。	③「Yさん、午後のバイタルサイン測定をさせてもらっていいですか？」
④眠ってはいなかったようで、すぐに目を開け「お願いしますよ」と言われた。	⑤あっ、起きておられたんだ。	⑥「気分はいかがですか」と尋ね、体温計を渡す。「1分お願いしますね。右手を貸してください。脈を測ります」。脈のふれる所を探し、1分間測定。
⑦左脇に体温計を入れてもらった。天井を見つめたまま、右手を差し出す。脈を測定中、ずーっと天井の一点を見つめている。	⑧なんか元気ないみたい。疲れているのかな。屋上に行ったのがまずかったかなぁ。	⑨「Yさん、疲れてしまいましたか？　なんだか元気ないですね」
⑩「私ね、悩んでいるんです。主人が明日、この病院に移ることになったの。でも、主人には私が入院していることは言ってないの。私が入院しているのを知ったら、心配するでしょ…。主人は最近、身体の調子が悪いみたいなの。高血圧が続いているらしくって。だから、ショックは与えたくないのよ。10年も離れて暮らしているけど、お互いのことはわかっているのよ。もう50年も夫婦しているんですもの」と涙ぐまれている。	⑪そういえば、屋上でもご主人の身体の調子がよくないって言ってた。下半身不随で郊外の病院に10年近く入院しているって言ってたっけ。高血圧にショックがよくないのはわかるけど、隠し通せるのかな。でも10年も離れ離れで暮らしているのに、夫婦の絆がしっかりあるなんてすごいなぁ…。自分の分身とも思える人がこの世からいなくなってしまうなんて、すごく悲しいし怖いことなんだろう。私には何もしてあげられない	⑫脈を測る手を握ったまま、私は何も言えずにいた。 （こういう時、何か気の利いた言葉を言うべきなのかも知れない。けれど何を言えばいいのかわからなかった）

	し、なんと言って励ましていいかわからない。	
⑬話し終えたあと、天井を見つめたまま、しばらく黙り込まれていた。	⑭時計をちらっと見たら、もう3時を過ぎている。私は黙ったまま、Yさんを見つめていた。カンファレンスが始まる、行かなくては…。でもYさんは今、寂しいんだと思う。それなのにここを離れていいのだろうか。	⑮私は黙ったまま、Yさんを見つめていた。 （寂しい時、何もしてくれなくても、一緒にいてくれるだけで嬉しいって私は思うけど、Yさんにとってこの時、私はうっとおしくなかっただろうか…）
⑯「この人ったら、私のそばを離れようとしないのよ…」と笑いながら隣のベッドの人に話しかけた。	⑰私が戻りやすいように気を遣ってくれているんだなぁ…。これ以上私がここにいても、すべきことはないだろう。	⑱私はもう一度Yさんの手を握りしめ、「頑張ってくださいね。また明日よろしくお願いします」と言って立ち上がり、病室を出た。

（1）芦川さんによる再構成場面の自己評価と筆者によるコメント

◎ なぜこの場面を再構成しようと思ったのか

　この場面で私は、Yさんの話を黙って聞いているだけでした。心のどこかでは、何か言わなくてはいけないと思っていたかもしれませんが、私は何も言わず、ただ患者さんの手を握り、話を聞いていました。

　私が何も言わないでいることが、いろいろな意味で患者さんの気分を害しているのではないかと不安でした。ただ、私が何か言ったとしても、軽くて意味のない言葉しか言えないと思ったのです。もし私が患者さんの立場で、状況もわからないくせにわかっているふりをして何か意見を言う人がいたら、それが自分のためを思ってだとしても、快くは聞き入れられないと思います。それならば、無責任な言葉を発するよりも、今の患者さんの悲しみを理解しよう、寂しさをわかろう、とするほうがよいと思ったのです。

　私のとった態度が、患者さんにどのように伝わったかはわかりませ

ん。Ｙさんは、"無愛想な学生だ""頼りがいがない"と思っていたかも
しれませんが、私にはそれしかできなかったのです。実習の中で、特
に自分のとった態度に自信が持てなくて気がかりな場面でした。

　芦川さんは、心の奥から湧いてきて相手との架け橋となるような言葉
を真剣に求めているようです。相手と心から通じ合いたいという志は高
いほどいいと思いますが、その分だけ焦りや無力感を覚える場面も多く
なるかもしれません。軽々しくなくて深い意味のある言葉がいつでも浮
かんでくるわけではないので、言い淀むうちにタイミングを逸してしま
う場合があります……。最適と思える言葉は見つからなくても、とりあ
えずは自分の気持ちに近いと思える言葉を口にしてみることも大切で
しょう。相手が察したり確かめたりしてくれる場合もあるし、相手の反
応を手がかりにして補足することもできるからです。ただしこの場面で
は、Ｙさんの人柄にも助けられて、芦川さんの共感の気持ちが無言のう
ちにＹさんの心に届いたようです。

◎ この場面にはどのような背景があるか

　Ｙさんは72歳の女性で、明るくて他人に気を遣う人でした。元来は
健康には自信があったとのことですが、夫の闘病生活が長引いたこと
に加え、長男が引きこもりがちなどの事情から、無理がたたって心疾
患を発症し循環器外科に入院中でした。また、長女は結婚して他県で
暮らしており、Ｙさんとしては他家に嫁いだ娘には負担をかけたくな
いとのことでした。実習で私が担当することについても嫌な顔をせず
引き受け、付き合ってくれました。あまりにも気を遣ってくれるので、
私が受け持っていることが負担になるのではないかと心配になるくら
いでした。また、過去にいろいろ苦労してきたせいか精神的に強い
人で、抜糸などを行う際も、痛みをスタッフに気づかれないように、
笑いながら黙って耐えている様子がみてとれました。

上記の記述から、Ｙさんがこれまで生きてきた軌跡に伴う困難と、今抱えている苦悩が、伝わってくる気がします。夫をはじめ、家族メンバーがそれぞれに抱えている難問への対処をＹさんは一手に引き受け、その無理がたたって病に倒れたわけです。それでもＹさんは家族を気遣い、これからも自分が背負って立とうとしています。しかも、悲壮感はなく努めて明るくふるまいながら、自分で自分を元気づけてようとしているようにも思われます。Ｙさんのこうした態度やふるまいの中から、Ｙさんの人柄が浮かび上がってきます。

◎ 私と患者との間にはどのような人間関係が生じていたか

　私は患者さんに気を遣わせてしまっていたと思います。私は人と話すのがあまり得意ではないので、どちらかといえばいつも患者さんの話を聞くという姿勢でした。そのため、患者さんにしてみれば、何か話さなくてはいけないと、負担を感じていたかもしれません。この時も私は"バイタルサイン取らしてください"と言ったあと、特に何も話しかけず、脈を測っていたので、Ｙさんが気を遣って話題を提供してくれたのかもしれません。せっかくＹさんのほうから話をしてくれたのに、私は黙って手を握りながら、話に耳を傾けているだけでした。

　で、話を聞いていながら、心のどこかでは時間を気にしていました。私の思い込みかもしれませんが、Ｙさんはそのことに気づいていて、私が戻りやすいように、隣のベッドの人に笑いながら声をかけ、"私は大丈夫だから、もう行きなさい"と遠まわしに言ってくれたような気がします。患者さんにそのような気を遣わせてしまったことを、反省しなくてはいけないと思いました。

　多くの実習生は、患者に気を遣わせていることに気づくと戸惑いを覚えます。たしかに患者にとって、周囲への無理な気遣いは病状にさわることがあります。しかし、いつもどおりの気遣いで周囲の人をくつろが

せ、勇気づけることが患者の自尊感情を高め、気力が保たれることもよくあります。患者が過度の気遣いをしないですむような配慮は必要ですが、その人からにじみ出てくるような温かさはありがたく受け取っておいていいのではないでしょうか。お互いの気遣いが負担になるばかりでなくて、信頼関係と支え合いを強める結果をもたらし、患者と看護師双方のエンパワメントにつながることもよくあります。

◎ 患者との間に生じた人間関係をどのようにケアに生かしたか
（あるいは、今から思えば生かすことができたのだろうか）

> この前のカンファレンスで、"何かしてあげよう"と思うことだけが援助ではないと先生から言われたことに基づいて考えれば、私の行ったことも間違いではなかったのかもしれないと思います。看護師の仕事は能動的な援助が多いけれども、受動的な援助も必要だということがよくわかりました。私は患者と看護師としての関係の前に、人と人としての関係を大切にしていきたいと思います。

患者さんに何かしてあげないと援助した気がしないというのは、いわば看護学生のニーズであって患者のニーズではありません。目に見える行動で示さないと、看護師としての役目を果たせていないのではないかという心もとなさが、この気持ちの背後に隠れているからです。実をいうと、教員や指導者を含め看護師は全般に、患者には何かしてあげなくてはならないと感じてしまう傾向が強いせいか、看護学生が有形無形のプレッシャーを感じてしまうことがよくあります。その結果、少し待てば患者が自分で気づくことなのに先回りして助言することや、時間をかければ患者が自分でできるのに余計な手出しをすることが起こりがちです。しかし、それでは自立や成長を支援するどころか、依存や退行を助長してしまうことになりかねません。

その反対に、一見すると何もしていないかのように見えても、患者の

そばにそっといて暖かい関心を注ぎ続けることが、患者にとって大きな支えになることがよくあります。暖かい関心はカウンセリングの3原則の一つである受容に該当します。受容の姿勢があってこそ共感や敬意を患者に伝えることが可能になり、さらには、自己一致によって看護師の抱いている患者についての懸念を率直に告げるための条件が整います。芦川さんの体験から、そばにそっといることの大切さに気づけると、看護に対する見方が大きく広がるし、気持ちにもゆとりができることがよくわかります。

◎ 看護場面の再構成と自己評価を通じて、どのような気づきを得たか

> 　私は人とすぐに知り合いになれますが、なかなか親しくはなれません。よくいえば礼儀正しい、悪くいえばよそよそしい、親近感が持ちにくいと思わせて、相手に気を遣わせてしまいます。心のどこかで相手に対して失礼があってはいけないと思い、身構えてしまうため、親しくしたいのに親しくなれないのです。
>
> 　だから受持ちの患者さんとも、問題なく付き合っているようでいて、お互いに気を遣い合ってしまいます。リハビリテーションをすすめる時も、患者さんに"イヤだ"と言われると、一応説明しすすめてはみますが、"それでも嫌だ"と言われると引き下がってしまいます。一見、患者さんの気持ちを大切にしているようですが、実際は強くすすめて患者さんに嫌われるのがイヤで、働きかけが消極的になってしまいます。それが真の優しさではないと、先生や指導者にいつも怒られています。この場面を振り返ってみて、自分の立場よりも、患者さんにとって本当に必要なことは何かを、考えていけるようになりたいと改めて思いました。

　自分が人にどう思われるかへのとらわれは誰にでも起こることで、自信がない時は、余計にその傾向が強まります。とはいえ、嫌われたくな

いという思いのままに、伝えるべき言葉を飲み込んでしまえば、患者よりも学生のニーズを優先したことになってしまいます。そこで必要なのは、学生のニーズを無視して患者ニーズの充足に専念するのではなく、学生のニーズを明かにすることを通じて、患者のニーズを明らかにすることです。ニーズを明らかにするためには、ニーズに関するデータが凝縮している感情を吟味する必要があります。

　芦川さんは、患者に対してすすめたいことがあっても、強くすすめると嫌われそうだという不安が、自分の説得力や指導力への自信のなさによって増強されています。教員や指導者からの期待と患者の意向との板挟みになって困惑し、焦ることもしばしばあるようです。どれも、多くの看護師や看護学生が一度は味わう感情体験であり、なかったことにはできないし、避けて通ることもできないように思います。

　強くすすめると嫌われそうという不安は、患者が医療側のプランに抵抗を感じるだろうという予感に根ざしています。不安であることに気づき、予感を生じさせたのは患者から発せられたどのような刺激だったのかを明らかにできれば、患者が納得できるプランを患者と一緒に立てるための道が開けます。それはまさに、患者自身によるニーズ評価と自己充足を促すための支援に該当します。

　また、自信が低下していることに気づければ、何ができていて何ができていないかを明らかにして、患者に働きかけるための糸口を見いだし、自信と意欲を回復できるはずです。こちらは看護師自身のニーズの充足ですが、結果的に患者のニーズを充足するための支援につながっています。

　このように、患者との対話を通じて、看護師の感情、患者の感情、看護師のニーズ、患者のニーズを照らし合わせることによって、必要な援助が少しずつ明らかになっていきます。そのような道筋が見えてくると、患者から多少の反発を食らうことは覚悟した上で、自分の考えを率直に告げること、すなわち自己一致が苦にならなくなります。本当に相手のためになると思えるならば、いずれわかってもらえると信じて、相手が嫌がる

ことをはっきり告げることが本当の親切だと思えれば、勇気が湧いてくるはずです。

（2）芦川さんの再構成について──患者との共感はケアを成立させるか？

　患者の言動やそこに貫かれている姿勢に共感する時、看護師は何も言えなくなってしまうことがあります。特に、まだ人生経験の浅い学生の場合、患者の生きざまに圧倒されることもしばしばです。いくら共感しても、その気持ちは言葉で表現しない限り伝わらないのではないかという芦川さんの危惧はもっともです。心から感動した時は表情や態度に表れるので、意外と本当の気持ちが伝わっているものですが、その手応えが感じられなければ、多少は気恥ずかしくても、感動をはっきりと言葉に出してみたらどうでしょうか。

　また、看護師だから、看護学生だから、何かしてあげなければならないという固定観念は捨てたほうがよいように思います。患者の気持ちに添い共感に努めるなかで、必要な時に必要な援助行為を思いついて実行するという流れをつくることも、綿密な看護計画の着実な実行に劣らず大切だからです。

　なお、この場面では、「Ｙさん、疲れてしまいましたか。なんだか元気ないですね」という芦川さんの問いかけが呼び水となって、Ｙさんが悩みを語り始めたことも見逃がせません。芦川さんのＹさんへの深い共感と関心から発した問いかけによって、Ｙさんは胸にしまっていた思いを吐き出すきっかけを得ることができたからです。芦川さん自身は、積極的傾聴を意識したわけではなかったと思われますが、それにしても、患者が言葉にできなかった感情や身体感覚の代弁を試み、それで合っているかどうかを患者に確かめるという働きかけの威力が発揮された瞬間といえます。

2 患者に巻き込まれてはいけないのか？
――夏木さんの事例

表10　看護場面 V

私の見たこと 聞いたこと	私の考えたこと 感じたこと	私の言ったこと 行ったこと
①ベッドから脚を垂らし、枕元のひじかけにかけて、座っている。	②今日は清拭が長引いちゃったから、疲れたのかな？	③「Nさん、もうすぐごはんですよ。今日は何でしょうね」
④「今日はごはんいらないの。食べれない」	⑤ああ、どうしよう。また今日もだ。どうしようかなぁ。	⑥「Nさん、ごはんを食べないと、よくならないですよ」
⑦「ううん、今日は食べたくないの」	⑧どうしよう。このごろ全然食べれなくなっちゃっているのになぁ。	⑨「でも少しは食べないと…」
⑩「ううん…、散歩に行きましょ！」と言って、自分で下りようとする。	⑪え、これから散歩？！もうごはん配っているのにどうしよう。言い出したら聞かないし…。	⑫「危ないですよ！」と腰を支えながら車いすに乗せる。
⑬「さっ、早く行きましょう」	⑭困ったなぁ。もうごはん配っているのに、うろうろしていると看護師に怒られそうだなぁ。	⑮「うーん、でも、もうごはんだから、ごはん食べてからにしましょう」
⑯「いいから行くの！」	⑰どうしよう。あっ、そうだ、じゃあ今日は食堂で食べることにしようっと。	⑱（助手さんに）「Nさんの食事、食堂に持っていっておいてください」（Nさんに）「さっ、じゃあNさん行きましょう」
⑲「うん！」と、とっても嬉しそうな感じ。廊下でごはんが配られているのを楽しそうに眺めている。声をかけられると、とっても嬉しそうな笑顔を見	⑳そんなに散歩しているのが嬉しいんだな。みんなに声をかけられている時はなんて生き生きした笑顔をしているんだろう。	㉑「さっ！Nさん、ここが食堂ですよ。今日はここで食べましょ」

第6章 ● 看護場面の再構成からの学び――3人の看護学生の自己評価に沿って　77

せる。

㉒「イヤだっ! 私こんなところで食べない。イヤだ! 入らない。あっちに行く」と窓のほうを指す。	㉓ヒエー、どうしよう。せっかく運んできてもらったのに! これはもう最後まで付き合うしかないな。またごはん食べれないや。	㉔「うーん、じゃ、ごはんは散歩から帰ってからにしましょうか。じゃ、行きましょ」と窓のほうへ行く。
㉕窓の外を見て、少したつと、「行きましょうか」と言う。	㉖えっ、もう戻るのかな。でも、そんなことはないだろうなぁ。	㉗お部屋に戻りますか? それとも…
㉘「ううん、今度はあっちのほうに行ってみましょ」	㉙あちゃー! また始まった。でも、なんで車いすに乗っているとこもハキハキといい笑顔でいきいきしているんだろう。私も嬉しくなってしまった。	㉚「あっちですね」と言って、Nさんの指すほうへ車いすを押していく。突き当りにぶつかる。「右と左とどっちに行きます?」
㉛「あっちのほう」と言って右を指す。	㉜なんだか本当にかわいいな。ずっと車椅子を押してあげていたい。病棟内だけじゃなくて、外へ散歩に行きたいな!	㉝「こっちですね、はい!」と言って、右に曲がる。
㉞「次あっち」	㉟クスッ、かわいい。	㊱少し病棟内を散歩する。
㊲「じゃ、行きましょ」	㊳あ、部屋に戻るのかな?	㊴「お部屋に戻りますか?」
㊵「ええ、そうね。もう戻りましょ」	㊶ふう、少しは散歩して気分も明るくなったし、今日は食べてくれそうだな。	㊷「はい、じゃあ、お部屋に戻りましょう」部屋に入り床頭台の上のごはんをセットし「楽しかったですか?」
㊸「ええ、そうね。…ねえ今日はどんなの?」	㊹やったー、もしかしてお腹がすいたのかな。	㊺「うーんとね、今日はカボチャみたいなのと、これはお豆腐かな」と、一つずつ見せながら説明する。
㊻「ふぅーん」とあまり興味がなさそうな様子。	㊼やっぱりだめかな。でも今日はなんとなく食べてくれそうだな。	㊽「どれから食べてみます?」

㊾「そうねえ。じゃあそのやつから」とカボチャにスプーンを入れる。 (52)いつもよりたくさん食べることができた。	㊿よかった。外に出たのが気分転換になったのかな	(51)「たくさん食べてくださいね」

(1) 夏木さんによる再構成場面の自己評価と筆者によるコメント

◎なぜこの場面を再構成しようと思ったのか

> 患者さんは薬の副作用や病状の悪化により、食欲不振が高じていたと思われますが、私はごはんを食べさせなくてはという考えにとらわれ、食事をとることへの患者さんのストレスを強めてしまったかもしれないという悔いが残りました。
>
> この場面では、動けば具合が悪くなると思い込んで、いつもは自分から動こうとしない患者さんが、車いすによる移動だけは進んで行ったので、それはなぜなのか知りたいと思いました。また、車いすに乗って散歩したことにより食事が進んだことから、患者さんの気持ちにどんな変化が起こったのか確かめたいと思いました。

この場面で夏木さんは、食事を嫌がる患者に対して、何とか食べさせようとしてストレスをかけてしまったという後悔とともに、いつもは動こうとしない患者が、車いすに乗ったらとたんに元気になったのはなぜかを知りたいという素朴な疑問も感じています。また、患者の予想外の行動に付き合わされ困惑しながらも、かかわりの手応えを感じるとともにさまざまな気づきを得ることができたようです。患者に一生懸命かかわった場面というのは、すべてがうまくはいかなかったにしても、何らかの手応えや、今後のかかわりへの動機づけを看護師に与えてくれるものです。

◎この場面にはどのような背景があるか

　患者さんは40歳の女性Kさんで、軽度の知的障害がありましたが、近所に住む幼馴染の助けもあって、公立の小中学校は普通学級に通うことができました。本人の希望で高校にも入学しましたが1年で中退となりました。自営業の父親は、多少厳しい所もありましたが面倒見がよく、母親はやさしい人ですが体が弱く、Kさんのわがままを受け入れる傾向が強かったようです。Kさんは精神的に不安定なところもあって、些細な出来事から物に当たるなどの行為が見られました。

　父親が昨年亡くなったため、家族は母と姉のみで、その母親も病に臥すことになったことがきっかけで、精神科病院への入院となりました。歩行時に脚を引きずる様子が見られ痛みも訴えたため、総合病院を受診し、がんの骨転移と診断されましたが、発見が遅く手術はできず予後不良との判断で精神科病院に戻り、慢性期病棟に入院していました。医師からは特別の指示はありませんでしたが、移動時や体位交換時には十分に気をつけなければなりませんでした。また、少しの刺激によって興奮状態になり、叫んだりナースコールを押し続けたりすることがありました。

　知的な障害があっても、家族や専門スタッフによる支援や保護に恵まれ、社会適応を果たす人はたくさんいます。Kさんの場合、父親の面倒見のよさや近所に住む同級生のやさしさなど、恵まれた条件もあったものの、母親の病弱が十分な保護や自立支援を阻害した可能性はあります。もしかしたら両親も周囲も、本人のわがままな要求を受け入れてしまうことが多かったのかもしれません。患者のやっかいな態度や問題行動と思えるものも、患者の障害や家庭的背景の困難さへの理解に照らすことによって、ごく自然な反応として受け取れることがわかります。

　また、Kさんは、がんの発見が遅れて治療を受ける機会を逸し、ターミナル期に入ったものの緩和ケアの専門治療を受ける機会は得られず、

精神科病棟で療養しています。精神疾患をもつ患者の多くががんをはじめとする重篤な疾患に罹った際に、適切な治療を受ける機会が制限されがちなことは古くから問題になってきました。がんの場合、発症の発見・告知・意思決定・治療・術後のケア・再発の発見・緩和ケアというすべての段階において、後手に回ったり医療機関による受け入れが不十分だったりという状況が、今も払拭されたとは言い切れません。Kさんは、そのような医療状況の下で、精神科病院でターミナル期を送っている人であることを確認しておく必要があります。

　実習病棟の看護チームがKさんの置かれた境遇をどのように受け止めているかによって、チームとしての学生への期待や、学生がとれる役割の内容は影響を受けるはずです。

◎ 私と患者との間にはどのような人間関係が生じていたか

> 　私には、ごはんが配られているのに散歩なんかしていたら、看護師に怒られるのではないかという思いで、早くごはんを食べさせなくちゃという焦りの気持ちがありました。そのため、はじめのうちは患者さんが今どんな気持ちでいるのかを気遣うことができず、患者さんの気持ちに近づけていません。表面的な対話しかできなかったと思うので、患者さんと私との間にはかなり距離があったと思われます。それでも、Kさんの要求に応じて散歩に付き合ううち、次第に気分がよくなった様子が見られたので、少しは気持ちが近づけたのかなと思います。

　夏木さんは、昼食をとるのを嫌がり自分から車いすに乗る準備を始めたKさんに、「散歩に行きましょ」と呼びかけられて驚き、さらには当惑や焦りも感じています。Kさんはすっかり本気で、勢いは止められそうもないとわかると、困惑とともに看護師に怒られるのではないかという不安も感じ始めます。それでも、このまま食堂で食べればいいと思いつ

第6章 ● 看護場面の再構成からの学び──3人の看護学生の自己評価に沿って　81

き、Kさんがうれしそうに応じてくれたので安堵しています。その後も
Kさんの要求に振り回されて一喜一憂しながら、いつもより生き生きし
ているKさんを見てうれしくなり、さらにはKさんの様子をかわいいと
思うようになっています。

　夏木さんが感じているとおり、はじめのうちは2人の間にかなり距離
があり、Kさんは自分の要求を夏木さんにむりやり受け入れさせようと
しています。夏木さんが自分の希望を叶えてくれることがわかると機嫌
がよくなり、うれしそうな様子を見せるようになりました。その様子を
見て夏木さんは、Kさんのことをかわいいと思えたわけですから、2人
の関係は一緒に行動した数分の間にかなり近づいたといえそうです。

◎患者との間に生じた人間関係をどのようにケアに生かしたか

> 　Kさんは昨年父親が亡くなり、しかも母親がこのところ姿を見せな
> いため、不安な様子でした。また自分が動けなくなってしまったこと
> によって、不安はさらに強まっていたようです。車いすで散歩してい
> る時の患者さんは、表情がとても生き生きとして行動的になっていた
> ので、車いすで散歩できることはKさんにとって、とても意味のある
> ことのように思いました。そこで、この患者さんはすでに終末期に
> 入っていたことを考慮し、それ以後は患者さんが気分転換できるよ
> う、暇を見つけては散歩に誘うようにしました。できればさらに、関
> 節の運動を行うことや、姉との面会の機会をつくることも必要だった
> と思われます。

　この場面で夏木さんは、スケジュールを無視して散歩に出ようとする
Kさんを止められないことに困惑し、さらには自分が加担してしまった
ことをとがめられるのではないかと不安に思っています。この時点で夏
木さんは、時間どおり食事をとらないKさんの不適応行動を許容し、必
要なケアに失敗してしまったというマイナスの自己評価を下しています。

82

ところが、Kさんの勢いはもう止められないから付き合おうと開き直ったら、Kさんの生き生きとした様子にふれることができて、うれしさとともにKさんをかわいいと思う感情が湧いてきています。この展開については、不機嫌に沈んでいたKさんが活気づく機会をつくることができ、しかもKさんとの親密さが増し援助的な関係の形成に一歩踏み出したというプラスの評価ができそうです。

　一方、大人の患者に対して、かわいいと感じたことについては議論の余地があるかと思います。とりわけ精神科施設に対しては、精神障害者を子ども扱いすることによって自立の芽を摘んできたのではないかという正当な批判が投げかけられてきています。ただし、実際に患者の人格機能が実年齢に達していない場合や、病状や長期入院の影響によって退行が強い場合があるのも事実です。そういう場合に、患者の態度や言動を幼く感じたり、保護したくなったりするのはごく自然な反応であり、実際に保護的な対応が必要なこともあります。

　ペプロウも、看護師が患者に対してとるべき役割として、情報提供者・教育者・カウンセラー・精神療法家など、主に自立と成長を支援する役割と並んで、患者の病状によっては家族の代理となる保護者の役割をとる必要があると述べています。大切なのは、患者が保護者としての看護師に依存する関係の固定化を避け、自立と成長の安全な土台をつくるために、時には保護者の役割が欠かせないということです。

　ともあれ、夏木さんの体験から、思い切って患者とかかわった場合、結果がどうあれ、その後のケアに生かせるような気づきをたくさん得られることがわかります。また、患者の生き生きとした様子によって、夏木さんのケアへの動機づけが高まっているという点も重要だと思います。夏木さんは、この場面の振り返りから、Kさんが自分からは語ってくれそうもない願望や期待を視野に入れ、Kさんの反応や行動のパターンを見越した上で、計画性を持たせたケアを展開したいと思ったようです。

　なお、患者の求めに応じて、病棟のルールやスケジュールから外れる行動に手を貸そうとすると、学生でなくてもスタッフの眼が気になるも

第6章 ● 看護場面の再構成からの学び——3人の看護学生の自己評価に沿って　　83

のです。どうしても必要な援助で、しかも誰かに報告や相談をする暇がない場合は、とっさの判断を実行に移し一段落したあとに理解や了承を得るしかありません。時間的な余裕があれば誰か1人の了解を得ておくだけでも、ずいぶん気が楽になります。

◎ **看護場面の再構成と自己評価を通じて、どのような気づきを得たか**

> まわりを意識し、建前にとらわれて、患者中心というより自分中心だったと思います。そのため、"早くしなくちゃ"という思いが強くなって患者さんと気持ちがずれ、食事をめぐる患者さんのストレスを強めてしまうことになりました。
>
> "ああ、あの時こうしていればな"と後悔しても、後戻りすることはできないので、一瞬一瞬を大切にしながら看護していかなくてはと思いました。患者さんにこうしてあげたいという思いはあっても、その時になると自分の感情が出てしまい、患者さんを気遣うことができなくなっていました。自分には今こんな感情があるんだということを意識しながら看護にあたっていければ、感情に溺れることなく、また自分の欲を抑えながら、患者さん中心の看護をしていけるのかなと思います。

　看護学生は、患者の予想外の言動に動揺し、湧き上がってくる感情のままに行動してしまう場合があります。また、夏木さんが体験したように、スタッフの評価を意識して患者の気持ちが見えなくなり、及び腰のかかわりになってしまうこともあります。ただし、大切なのは、動揺しないことや評価を意識しないことではなく、動揺し評価を意識している自分を意識することです。

　ペプロウの言うとおり感情にはニーズが反映しているわけですが、言い換えれば、感情にはニーズに関する情報が凝縮しており、感情はいわばニーズのデータベースであるということです。したがって、感情を意

識化し、識別できた感情の意味と由来を探っていけば、患者と看護師がそれぞれに抱えているニーズを明らかにすることができるはずです。

　看護師が、患者とのかかわりを通じて肯定的感情を味わったとすると、看護師自身が抱えていた何らかのニーズが充足されたことになります。多くの場合、看護師は患者のニーズ充足を支援することを通じて、患者との一体感・信頼感とともに、自分自身としてもうれしさ・充実感・達成感などを味わいます。これらの感情は、患者の支援に取り組む以前には存在せず、支援の成功によって生じた肯定的感情です。一方、患者のニーズ充足を支援することを通じて、安心感・解放感・爽快感などを味わうこともよくあります。これらの感情は、不安感・束縛感・もどかしさなど、患者のニーズ充足の支援に取り組む直前には存在していた否定的感情が解消した時に生じる肯定的感情です。夏木さんは、どちらのタイプの肯定的感情も味わうことができています。

　ただし、看護師は肯定的感情を味わっていても、患者のニーズ充足よりも、看護師のニーズ充足が優先されてはいないかを確認する必要があります。学生や新人の場合、教員や指導者との関係によっては、否定的評価をされるのではないかという不安から無難な働きかけや得意な働きかけを優先することもありそうです。ただし、適度な不安を意識化できていると、不安を解消するために、必要な情報を集め熟慮するという合理的な行動によって、成果を挙げる可能性が高まると考えられます。つまり、看護師の不安解消は、基本的には看護師のニーズ充足ではあるけれども、患者のニーズ充足の支援につながり得るということになります。

　一方で、患者のニーズを明らかにするためには、患者自身にどのような感情を体験しているのかについて意識的に表現してもらう必要があります。それには、いつも気になっている未解決な課題や、思い出すたびに憂鬱になる出来事にまつわる感情について、患者が自然に語り出せるような場面を設定する力が求められます。まずは、できるだけ患者の気持ちを聞くこと、さらには患者の表情や態度、話し方のトーンなどを手がかりとして、患者からの非言語的なメッセージを感じ取る努力も役に

立つでしょう。夏木さんの場合も、Kさんの表情や態度からKさんの感情の肯定的な変化を感じとれたおかげで、援助的な関係づくりが始まったといえそうです。

（2）夏木さんの再構成について——患者に巻き込まれてはいけないのか？

　看護学生や初心の看護師は、経験を積んだ先輩たちから、患者に巻き込まれてはいけないと忠告されることがよくあります。一般に、患者に巻き込まれるというのは、患者の無理な要求に振り回され距離が近すぎてしまい、看護師側の立てた手順や計画に沿ったケアが実施できなくなることを意味しているようです。たしかに若手の看護師ほど、患者の要求にどう対応したらよいかわからなくて、右往左往しがちであるとはいえます。しかし、患者の要求を要領よくあしらうベテランのやり方は、患者との距離が遠すぎて、医療側から患者への要求を優先し、患者の願いを巧みに諦めさせることにもなりかねません。そういう意味で、"巻き込まれ"というのは、医療側から患者への要求をいったんは保留にし、患者の要求に可能な限り応えようとする試行錯誤に対する、冷やかな見方を表す言葉だともいえます。

　看護師があくまで患者中心の姿勢を貫こうとすると、"巻き込まれ"に見えてしまうという構造がわかってくれば、「患者に巻き込まれてどこがいけないのか」と開き直って、患者の願いを見届ける余裕が生まれます。看護師の視点からするとどのような援助が最も現実的で有効なのかについて考えるのは、それからでも遅くないのです。患者の側からしても、単につき従うだけの援助では物足りなくなるし、わがままを通すだけでは心から満足することができません。その結果、わがままの通らない厳しい内容であれ、看護師による現実的な提案を受け入れる時がいつか訪れます。

　疾患にまつわる生活上の支障を見ないで済まそうとする患者に対して、厳しい現実の直視を促すこのような働きかけを直面化と呼び、アルコール依存症患者の治療・ケア活動の中で成果が確かめられてきまし

た。表4 看護場面Ⅰにおける遠藤さんの苦闘も、直面化を現場に根づかせようとする試行錯誤の一環だったといえます。直面化は、自力では解決困難な問題を抱えているあらゆる人の支援に携わる援助職にとって有力な技法といえますが、性急な実施は対象者を傷つけたり援助関係を阻害したりするリスクを高めます。看護師にとっては、直面化の意義を念頭に置きつつも、積極的傾聴により患者の感情表現を引き出し、時には自己一致を意識し看護師自身の感情を表現して伝えるという、マイルドな援助関係づくりが馴染みやすいと考えられます[17]。そうこうするうちに、患者との間に、近すぎず遠すぎず程よい関係ができあがっていくのを待ってもいいように思います。

3 再構成は看護師としての課題発見にどう役立つか？ ——川口さんの事例

表11　看護場面 Ⅵ

私の見たこと 聞いたこと	私の考えたこと 感じたこと	私の言ったこと 行ったこと
①私が廊下でKさんと話していると、Yさんが私と話したそうに寄ってきた。私たちが話し終わるのを待っている。	②あ、またYさんが来たわ。よっぽど話したいことがあるんだなぁ。でも、今は話し中だから後にしてもらおう。	③「お話？ 今、話し中だから後でもいいですか？ ごめんなさい」
④Yさんは「はい」とうなずくが、依然としてそばにいる。		
⑤廊下の向こう側からMさんが「川口さーん」と大声で呼びながらこちらへ歩いてくる。	⑥Mさんだ。参ったなぁ。どうしようかなぁ。今度は何を言いに来たのかなぁ。やだなぁ。	⑦笑顔をつくって「何ですか」と尋ねる。

⑧Mさんは大声で「どうして俺の部屋には来ないでこんなところにいるの?」	⑨一緒にいるとまわりの人に「俺に傾いているぞ」って言うんだもん。それが嫌なんだもん。	⑩笑顔で「今、Kさんと話してるから…」
⑪Mさんはますます大声で「俺とはお話しないで、こいつとはお話するんですか?」	⑫わがままだなぁ。Mさんとは一番多くしゃべってるよう。	⑬笑顔で「そういうわけじゃないけど…」
⑭Mさんは大声で「シャキッとしろよ、シャキッと! そんなんじゃ看護師なんて無理だよ!! 遊びじゃないんだよ!! あんたじゃ、いい看護師になれないよ!!」	⑮なんでMさんにそんなこと言われなきゃいけないの? 私だって一生懸命やっているのに…。	⑯思わず涙がにじむ。
	⑰どうしよう。泣きそう…。でもここで泣いたり、ニヘッて笑ったりすると、Mさんはますます図に乗って怒鳴るんだわ。	⑱じっとMさんを見つめる。でも涙がにじむ。
⑲Yさんが突然、Mさんの腕をつかみ、声を張り上げて「そんなこと言っちゃいけないよ!」と叫ぶ。	⑳えっ、Yさんが! Yさんが怒ってくれるなんて…信じられない。ありがとう。優しい。一度お話を聞いただけなのに…。今だって後回しにしてたのに。	㉑「Yさん、ありがとう」感激で涙がにじむ。
㉒Mさんが立ち去る。		

（1）川口さんによる再構成場面の自己評価と筆者によるコメント

◎なぜこの場面を再構成しようと思ったのか

　この場面は、今回の実習で、悪い意味で一番印象に残った場面です。一番傷ついた場面だとも言えるでしょう。この場面の以前に、すでに私はMさんに対して苦手意識を抱いていました。Mさんに対しては、私の感じたことを率直に表現できず、つくり笑いと無難な言葉で逃げようとしていることが、この場面からもはっきりわかります。また、

この場面で私は余裕がなく、看護師としての立場に立てず、Mさんと同じレベルで言い争っています。Mさんの一言一言に立腹したり、傷ついたりしています。

他の患者とは、私の気持ちを素直に表現でき、看護師としての視点も持てていたと思うのですが、Mさんは私にとって"課題の人"だったようです。この場面はなかったことにしたいという気持ちもあり、振り返ってみようと決めるのには勇気が必要でした。しかし、この場面を振り返ることによって、これから看護師として仕事をしていくためには、避けて通れない自分自身の課題が明確にできそうな気がしました。

　川口さんは、精神科実習でMさんに出食わすまでは、どの患者に対しても自分の気持ちを率直に表現できたし、看護師としての視点から接することができていると思っていたようです。ところがMさんとのやりとりは、これまでとは勝手が違って思いどおりには事が運びませんでした。この場面に至るまでに、川口さんはすでにMさんには苦手意識を持つようになり、及び腰の対応に終始してきました。しかし、もう逃げきれないと覚悟を決めMさんと対峙しようとした矢先、患者Yさんが予想外の助け舟を出してくれたため中断となった場面です。

　川口さんとしては、Yさんに救われた思いとともに、Mさんと向き合いきれなかった心残りもあったと思います。そして、できればこの場面はなかったことにしたいとの思いを退け、この場面に埋め込まれている自分にとって大事な真実を掘り起こそうと、覚悟を決めたようです。川口さんは、この場面を振り返ろうと決めた時点で、Mさんは嫌いだし苦手だけれども、すべてを相手のせいにするわけにはいかないことや、Mさんが"自分にとっての課題"を教えてくる人であることに気づいていました。

　川口さんが、この場面を思い切って取り上げ、自分の課題を明確にしようと決断してくれたおかげで、一緒に実習した他学生とともに患者ケ

アや学生指導をめぐる多くの大切な気づきを得ることができました。

◎ この場面にはどのような背景があるのか

> 　Mさんは30代半ばの男性で、双極性障害の躁状態でした。大学卒業後、営業職として活躍していた時期もあったようですが、数年前に発病し入退院を繰り返すうちに退職となり、最近は職場を転々としている様子でした。入院してから1ヵ月近く経過していましたが、入院当初よりもむしろ病状は悪化しており、多弁・多動・暴言の傾向が増強し、他の患者とのトラブルも頻発していました。かかりつけの病院があったのに、今回は当病院への入院となったことも不満だったようです。実習先は閉鎖の男子急性期病棟で、患者数は約60名、看護スタッフは男女ほぼ同数で、日勤帯の勤務者は8名前後でした。患者の話をよく聞き、処置・規則などは説明と同意に基づくという看護方針が貫かれているため、患者のスタッフへの信頼は厚く、病棟には安心感が行き渡っている感じがしました。そのような雰囲気の中で、患者たちはボスや仲間によって構成される幾つかのグループに分かれ、病棟全体が1つの小社会として成り立っている感じがしました。
>
> 　Mさんについては、他の患者とのトラブルだけでなく、Mさんの処遇をめぐって看護スタッフのチームワークが乱れるということが、問題として取り上げられていました。

　Mさんは知識が豊富で周囲をわかせる話術もあり、明るく元気に見える人でした。ただし、話の腰を折られると不機嫌になったり、自分が話題の中心になっていないと気がすまなかったりという様子が見られ、元来の性格が躁状態によって際立っていることが察せられました。また、上下関係には敏感で、例えば実習指導に入った筆者を自分よりも年下とみて横柄な態度に出ていたのが、年上とわかると急に低姿勢になった場面もありました。学生たちに対しては、自分が指導している気分だったよ

うで、特に女子学生に対しては威圧的な傾向がはっきりしていました。

　Ｍさんは、元来の性格傾向や病状に、当病院への入院は不満だったことも加わって、スタッフに対して要求が通らないと当たりがきつい場合もあることが問題視されていました。経験年数の長いスタッフの多くは、彼の不満はもっともだし、今は躁状態なのでいずれ落ち着くから、目くじらを立てることはないという見解でした。一方、若手や女性スタッフからは、Ｍさんは気に入らないと食ってかかるし、刺激すると何をしでかすかわからないと不安の声が上がっていました。

　患者の言動や精神状態は、入院に至る経過や病棟の状況によっても影響を受けるので、時には攻撃的な言動がみられても、単に精神症状のせいとして片づけることはできません。その逆に、元来は穏やかな人が病状の悪化につれて怒りっぽくなることもあります。Ｍさんの言動と元来の性格や病状との関連をどう見るかについては、さまざまな見立てが交錯しており、それにはスタッフの立ち位置やＭさんとの関係性も影響しているようでした。

　さらには、Ｍさんとのやりとりを楽しむ患者がいる反面、Ｍさんを恐れたり、嫌ったりする患者や、新参者であるＭさんの一人舞台を快く思わないボス的な古参患者もいました。そういうわけで、Ｍさん一人の動静が、病棟の状況にも影響を及ぼしている中に飛び込んできた看護実習生は、そうした渦の中に否応なしに巻き込まれたわけです。

◎私と患者との間にはどのような人間関係が生じていたか

　私はＭさんに対して苦手意識を持っており、自分の素直な気持ちを表現して投げ返すことができませんでした。この場面でも、私は、Ｍさんの言動に対して逃げ腰で、つくり笑いと無難な言葉で対応しています。また、気持ちに余裕がなく、看護師としての視点を持てず、Ｍさんの言動に感情的に反応しています。ただし、⑰ではその態度を改め、笑顔をつくってごまかすことはやめようと決意しています。し

かし、努めて毅然とした態度をとって見つめ返すのが精一杯で、自分の素直な気持ちを表現するには至りませんでした。

　一方Mさんは、躁状態のためもあって、自分の思い通りに事態が進まなかった場合、不機嫌になったり、弱者に対して威張ったり脅したりします。また、私が受持ちのSさんとずっと一緒にいることに、Mさんは嫉妬を感じている様子でした。さらに病棟の看護師と異なり、小柄で幼い感じの容姿と頼りない態度のため、Mさんは私に対して看護師としての信頼感を持てないようでした。そして、私のはっきりしない態度が、Mさんをますますいらだたせていたようです。私とMさんとは一緒に話すことも多く、決して険悪ではなく、むしろ親しいほうなのですが、この場面のように私がうわべだけで対応する時もあり、表面上の付き合いだったとも言えます。

　看護師と患者の人間関係は、病棟という広がりを持って開かれた場で展開されるため、受持ち以外の患者との間にも、さまざまな人間関係が生じてきます。とりわけ、看護師と患者が異性である場合、互いに親密さを求める気持ちが、かえって葛藤を引き起こすことがよくあります。周囲の人々と自分自身との間に生じている人間関係についてはなかなか気づきにくいものなので、川口さんの振り返りには、グループ指導の場における学生仲間や指導者の率直な発言が生かされていると思います。

　男子学生のK君からは、「川口さんは基本的に、誰に対してもフレンドリーなんだけど、嫌なことを言われると無表情になる。それで、『あっ、川口さん怒ってる』ってわかるんだよね」との発言が聞かれ、川口さんも思い当たるふしがあったと見え、苦笑していました。川口さんがMさんに対しても無表情で応じていたとすると、Mさんとしては川口さんが何を考えているかわからない“はっきりしない態度”に見えて、“Mさんをますますいらだたせていた”可能性は大いにありそうです。

　また、Mさんは、川口さんが20代前半のSさんを受持って多くの時間を一緒に過ごしていることに嫉妬と羨望の思いを募らせていたこと

も、川口さんより他学生のほうがいち早く気づき心配していたことも判明しました。Sさんは何年も自宅に引きこもっていた人で、入院後もほとんど緘黙状態のまま自室で過ごしていました。川口さんは、Sさんに時折声をかけながら一緒にひっそりと過ごしていましたが、何も語ってくれない人の傍らで一緒に過ごし、相手を脅かさず自分も気詰まりにならずに過ごすことは意外に難しいものです。その自然さに素朴な疑問を抱いたらしいスタッフから、「2人で何していたの？」と問われた答えが、「一緒に呼吸（いき）をしていました」だったことが印象的でした。

　川口さんとSさんの様子は廊下からも見えるので多くの人に目撃されていました。病棟中を歩き回ることの多かったMさんは、その様子を何度も目にしてSさんが羨ましかったのだと思いますが、Sさんに当たることはなかったようです。

◎ **患者との間に生じた人間関係をどのようにケアに生かしたか**

> 　この場面は、私とMさんの関係を見つめるよいきっかけとなりました。それまで何のつまずきも感じずに実習を行っていた私でしたが、初めてつまずきと行き詰まりを感じたのです。実習が始まって以来、"どんな患者にも受容的・共感的な立場をとる"ことを無意識のうちに選んできたし、また自然にそうすることができていると思っていました。しかし、この時は、Mさんに対して「嫌悪感」を抱き、"受容的・共感的な立場"をとろうという気持ちがまったくなかったことをはっきり認識しました。そして、この事態を「何とかしなくては」という気持ちが、この後のMさんへのケアを意識した働きかけへの動機づけとなりました。
>
> 　Mさんは、私がうわべだけで対応したときにいらだっています。おそらく私のことを「何を考えているのかわからない」「何も伝わってこない」「真剣さ、誠実さに欠ける」「どんな人なのかわからない」と感じて、いらだったのでしょう。Mさんには、私の感じていたことを正

第6章 ● 看護場面の再構成からの学び──3人の看護学生の自己評価に沿って　　93

直に返していくべきだったと思います。仮に衝突したとしても、ごまかして表面を取り繕うより、そのほうがずっと誠実だからです。

　翌日、"Mさんに私の感じたことを率直に返していこう"と決心して実習場に向かいました。不思議なことに、そう考えただけでMさんに対する嫌悪感はなくなり、やさしい気持ちが湧いてきて、自然な表情と感情で接することができました。『私はMさんが嫌いなわけではない。ただ、無遠慮で自分勝手な行動に、不愉快な思いをすることがある。それがMさんの病気の表れなのだ』と、Mさんに対する気持ちを整理できたからでしょう。Mさんに対して、私のできること、できないこと、楽しいこと、不愉快なことを率直に伝えてみたら、Mさんの反応は気が抜けるほどあっさりしていました。こんな簡単なことだったのかと、おかしくなったほどです。

　患者から無理な要求を向けられた時、嫌な気分になるのは自然なことです。ところが、患者に不快感を抱くべきではないという規範に縛られている看護師は、無意識のうちに実際は生じている不快感から目をそらし、生じなかったことにしようとします。また看護師に限らず、人間関係を大切にしたいと望んでいるやさしい人には、自分が怒りや嫌悪感などの攻撃的な感情を抱いていることを認めたがらない傾向があるようです。

　しかし、理不尽な妨害や攻撃を仕掛けてくる相手には怒りが湧き、そばにいたくない相手には嫌悪感が湧くのはごく自然なことです。むしろ、それらの感情を危機的な状況を示唆するサインとして活用し、適切に対処できてこそサバイバルが可能になります。つまり、自分の中の怒りや嫌悪感を認めないと自分という存在を受容できず、結果的に相手を受容することも不可能になります。

　川口さんは無意識のうちに、看護師は患者に嫌悪感を抱くべきではないと思っていたようですが、Mさんに対して自分が嫌悪感を抱いたことを認めないわけにはいきませんでした。それがきっかけとなってMさんに嫌悪感を抱いたのは、Mさんの無遠慮で自分勝手な行動に対してで

あり、Mさんが嫌いなわけではないことがわかってきました。

　こうして、Mさんへの嫌悪感は、Mさんの存在に対してではなく、特定の言動に対してであることが判明するにつれて、嫌悪感は大幅に和らいだようです。さらには、嫌悪を感じさせられた行動は病気の表れでもあることや、感じたことを正直に返さなかった自分の態度が、Mさんの無遠慮で自分勝手な行動を助長していたことも見えてきました。こうして、Mさんへの嫌悪感はいつの間にか消え、やさしい気持ちが湧いてきたとのことです。川口さんは、自分が嫌悪という拒否的な感情を抱いていると認めたことが出発点となり、嫌悪感の特徴や生じた理由が見えてくるにつれ、嫌悪感が和らぎやさしい気持ちが芽生えてきたわけです。

　ここまで来たら、Mさんに対して、自分のできること、できないこと、楽しいこと、不愉快なことを率直に伝えるのを阻む要因は何もありませんでした。川口さんの体験から、不快感を覚えている自分を受け入れた時、本物のケアが始まるということがわかります。

　覚悟を決めて、自分の気持ちを率直に伝えたら、患者の反応が意外にあっさりしていて、こんな簡単なことだったという体験は4章 表5 看護場面Ⅱで紹介した篠原さんの体験にも通じるものがありそうです。

　看護学生や若手の看護師が、思い切って自分の率直な気持ちを告げると、患者は多くの場合、思いがけない冷静さで応じてくれます。多くの患者は、率直に告げられさえすれば、厳しい現実を受け入れるだけの力を持っているということです。もしかしたら、多くの看護師や看護学生が、患者を怒らせたり傷つけたりしたらいけないと、構えすぎて肝心なことを言えないままでいるのかもしれません。

◎ 看護場面の再構成と自己評価を通じて、どのような気づきを得たか

> 　私は感情の起伏が激しいほうだと思います。私と異なる価値観の人でも、共感的に理解しようとするほうです。感情移入が激しく相手にのめり込む傾向があり、極端なときは、相手と一緒になって、喜んだ

第6章 ● 看護場面の再構成からの学び──3人の看護学生の自己評価に沿って　95

り怒ったりします。一方で、私にとって許せないような価値観の持ち主に出会うと嫌悪感が湧き、"こういう人は許さない！"と、一瞬で思ってしまいます。

　私の対人関係については、「誰にでもやさしい、いつもニコニコしている」と人からよく言われます。でも親しい人からは、「基本的には誰にでも優しいけれども、好き嫌いがはっきりしている。喜怒哀楽が激しい」と言われることがあります。一度好きになった人に対しては何でも許せるし、何をしても好きなのですが、ごくごく少数とはいえ、一度嫌いになった人はとにかく嫌いで、うわべだけの付き合いしかしない傾向があります。嫌いになった人にも共感できる部分や、面白い部分があるとは思いながらも、努力して親しくなろうとは思わないのです。

　看護の場にも、このような日常の対人関係のあり方は持ち込まれるでしょう。共感的に理解するのはよいとしても、のめり込み、巻き込まれると、看護師としての自分を見失う恐れがあります。それに、一度患者に嫌悪感を抱くと、その患者のすべてを否定的に受け取ってしまう危険もあります。

　私は常日ごろ、"2〜3年でバーンアウトしてもいい、1年休職したらまた復職する"と思っています。看護する場でさまざまな人の人生に出会うと、そのたびに全身が震えるほど感動するし、全身を振り絞るようにして"素晴らしい仕事だ"と叫びたくなります。これでは、いかにもバーンアウトしそうですが、感動し続ける心は一生忘れないでいたいと思います。ただ、巻き込まれ流されて、自分の立つ場所を見失わず、専門職としての自分を守れるように、自分を客観的に見つめていくことが私の課題だと思います。

　川口さんにとって、ここに取り上げられた看護場面は、日常の人間関係と看護実践の深いかかわりを、改めて認識させる出来事だったのだと思われます。そこには、看護という仕事にとって利点が多いと思われる

感受性の豊かさや、共感した相手にのめり込むという人間関係の特徴が、時にはネックになるというジレンマが示唆されています。川口さんの看護に注ぐ熱い思いはひしひしと伝わってきますが、さまざまな出会いの中で、感動する心を失わずに思いっきり仕事をして、なおかつバーンアウトしないための条件についても、真剣に考えてみる必要がありそうです。

(2) 川口さんの再構成について──再構成からの学びは課題発見にどう役立つか?

　気がかりな場面の再構成とその自己評価という作業は、自分の課題を発見する上で重要な手がかりを与えてくれます。川口さんは、自分がMさんに嫌悪感を抱くに至ったプロセスの自己評価を通じて、看護師としての自己形成にとって取り組みを欠かせない重要課題を見つけ出すことができました。それにしても、「Mさんは私にとって"課題の人"だった」という川口さんの言葉はとても印象的です。つまり、自分の課題は、心の中を探りさえすれば明確にできるというわけではなくて、人との関りによって心に生じた反応を吟味してこそ明確化を図れるようなのです。そして、川口さんの体験は、感動と共感に満ちた出会いやふれあいよりも、異和感を伴い気がかりが残るような"ずれ"や衝突によって生じた反応のほうが課題を明確にするのには役立つことを示唆しています。

　たしかに、気がかりな場面には、適切なケアができず課題が残っているという感覚が伴いますが、この感覚は、"望ましい状態"のイメージと"現実に起こったこと"のずれから生じていると考えられます。川口さんのめざす"望ましい状態"とは、"どんな患者にも受容的・共感的な立場をとる"ことでしたが、現実には、Mさんへの嫌悪感が、受容的・共感的な立場をとれなくさせました。

　さらには、相手の価値観が許せないと嫌悪感を抱きやすい傾向が看護場面にも持ち込まれると、"どんな患者にも受容的・共感的な立場をとる"ことができないのではないかという疑問も生まれました。しかし、人間関係の中で嫌悪感が生じることは避けられないので、嫌悪感を認

め、その意味を探りながら相手に伝えればよいと気づいたことが、Mさんとの援助的な関係の構築につながっていきました。

　看護場面では、必ずしも、目標となる"望ましい状態"が意識化できるとは限りません。患者の状態を、今より少しでも望ましい状態に近づける可能性のある働きかけを、手探りで積み重ねていくしかない場合も少なくないからです。その場合、手探りの働きかけが適切か不適切かについてのこまめな評価が欠かせませんが、不適切だと感じた場合、その根拠を探ることによって、"望ましい状態"が浮き彫りになってきます。

　"望ましい状態"に到達できないのは、非現実的な望みを抱いていたせいかもしれないし、努力や工夫が不十分だったからかもしれません。偶然に邪魔され到達を阻まれている場合もあります。気がかりを覚えるのは望みや志が高い証拠であり、その分だけケアの質的向上や、看護師としての資質向上の機会が増えると考えてもいいように思います。

　ただし、望みや志の高さに対応する大きな課題を背負ってしまうと、容易に解決できないため、何度も失望や無力感を味わうことが必定です。そこで、立ち直れないような挫折を避けるためには、大きな課題を心の片隅に置きながら、実現が可能な範囲の望ましい状態をイメージし、今の自分に見合った課題を明確にした上で達成できそうな目標を設定することも重要でしょう。

　さらには、気がかりを残した患者とのかかわりをいったんは自分の課題として引き寄せながらも、気がかりの内容を患者に伝えて、患者と自分の間に問題を置き直し、課題を共有する努力も必要でしょう。

＊　＊　＊

　本章に取り上げた3つの看護場面で、事例提供者はそれぞれに、心の動揺とともに看護師としてのアイデンティティのゆらぎを覚えています。心の動揺が始まるのは、主に患者と認識や感情を共有できていないと感じる時です。また、看護師としてのアイデンティティにゆらぎが生じるのは、主に患者と共有できたはずの思いを援助行為につなぐことが

できなかった時です。

　そんなほろ苦い看護場面を思い切って振り返ってみると、その時は自分なりに精一杯努力していたことに気づきます。その時の自分をありのままに受け入れられると、自分にとって何が課題なのかが見えてきます。それは看護学生や初心の看護師に特有の困難さ、看護師が共通に直面する難問、あるいは看護師一人ひとりの発達課題です。

　どんなに考え抜いた看護行為にも無意識の部分があり、そこに未解決の課題が忍び込んで気がかりを残します。気がかりの元をたどり、無意識の行為が何を意味したかを明かるみに出していく作業の積み重ねによって、確かな援助技術が形つくられていきます。

第 7 章

再構成法による
共同学習

この章では、再構成法を用いた共同学習というテーマに焦点を当てたいと思います。すでに述べてきたように、再構成法による学習は自己学習が軸となります。つまり、学習者には、指導者による助言を受身に待つのではなく、自分で学習課題を見いだし自力で考え抜く姿勢が求められます。そうはいっても、自己学習だけでは視野が狭くなるので、ともに学ぶ仲間との体験交流と併せて、経験豊富な指導者からどのように助言を引き出し、活用するかということも重要な学習課題です。

　一方、指導者の主要な役割は学習者の個別課題に見合った自己学習の支援ですが、学習者の共通課題については、集団による効果的な学習過程へと導く役割もあります。そして、再構成法による学習の最も重要な共通課題は、援助関係のつくり方について学ぶことであり、さらにその核心は、感情活用能力を体得することであるといえるでしょう。

　人間関係は、思考よりもむしろ感情の伝え合いによって成立していますが、ペプロウが指摘したとおり、感情にはニーズが反映しています。つまり、看護師と患者との援助関係においては、お互いに相手との人間関係を必要としているということになります。患者の援助を目的とした人間関係である以上、患者のニーズ充足が優先されなくてはなりませんが、看護師のニーズ充足も無視できません。患者のニーズが未充足であることに看護師が気づいていれば、看護師のニーズも未充足となり、患者だけでなく看護師もそのことに不快な感情を抱いているはずだからです。

　ペプロウは、患者の感情表現に注目することを重視してロジャーズの提唱した傾聴という技法を取り入れ、さらには感情表現を引き出すための問いかけを奨励しました。ただし、ロジャーズは、患者の感情表現を支援することに重点を置き、患者の自己洞察や自己実現への取り組みは患者に委ねるべきであると考えました。一方、ペプロウは、患者の表現した感情に反映した患者のニーズについて、患者とともに理解を深めることを援助の中心に据えました。ただし、ペプロウの時代には、感情の特徴や機能についての解明は不十分だったため、不安・恐怖・怒り・悲

しみ・孤独などの限られた感情に関連したニーズの理解に止まりました。感情に関する知見が出そろってきた今ならば、ペプロウの時代よりも、さまざまな感情に反映した患者と看護師のニーズをより正確に解読することが可能なはずです。

プロセスレコードを小グループで検討する際には、事例提供者である看護師の感情に焦点を当てることが重要です。事例提供者の感情を本人に確かめ、患者の表現してくれた感情と照らし合わせることによって、患者の感情からニーズを解読する精度が高まるからです。ただし、この方法を体得するためには経験の蓄積が必要なので、指導者は自分自身や学生の体験した看護場面の検討を積み重ねた上で、学習者のガイド役を務めてほしいと思います。ちなみに筆者は、30例ほどのプロセスレコードを学生とともに検討し終えたころに、検討の要領をつかみかけた気がした記憶があります。

援助関係の中で体験する感情は、援助者と被援助者の個性や、両者の組み合わせに応じて多様性に富むため、どのような看護場面を取り上げても必ず発見があります。最終的には、事例提供者自身が納得できる理解に到達できたかどうかが学習の決め手となるという意味でも、再構成法による学習は自己学習が軸になると思います。とはいえ、教育を受ける側と提供する側とでは役割も視点も異なるので、本章についてはさまざまな読み方があるでしょう。この章が、看護場面の再構成をめぐる指導者と学習者の実りある対話の糸口になることを願っています。

1 評価の両義性とその克服
―― 自己の問い直しと内発的動機づけ

（1）専門教育と評価 ―― 知識・技術と態度

どのような領域の専門職教育も、学習者が専門職にふさわしい知識・技術・態度を習得できているかどうかを評価する基準を明確にする必要

があり、看護教育もその例にもれません。そこで、まずは知識・技術・態度とはそれぞれ何なのかについて考えておきたいと思います。

　知識とは、バラバラの情報の寄せ集めではなく、必要な情報を活用しやすいように整理・統合した体系のことであり、信念という言葉に置き換えることができます。知識には、何が真実かについて見極め、的確な状況判断を可能にするための方法論も含まれます。そして技術とは、具体的な目標を実現するために、有効な行為を合理的に組み合わせた一連の活動を意味します。技術には自分の精神・身体を用いて対象との最適の関係をつくり出す能力という意味合いがあり、その習得には経験の蓄積を要します。どの専門領域も、知識と技術の習得に力を入れ、習得度を評価するための基準や方法が、ある程度は確立されていますが、態度の習得について言及している領域はまれです。

　看護教育では態度の習得が重視されているわりに、態度の習得方法や習得度の評価基準については明確にされていないようです。しかも、再構成法は態度教育の一環として利用されてきた経緯があるので、再構成法を用いた教育について考えるには、態度という概念について掘り下げておく必要があります。

（2）態度とはどのような概念か

　態度を簡潔に定義すれば、「現実への構え」ということになると思います。少し言葉を補うと、「対象（人や物）に刺激され、状況判断を経て行動に至る道筋で示される現実との向き合い方」といったところでしょう。そして、私たちが現実と向き合うのは、自分がどのような状況に置かれているかを見極め、どこをめざしたら安全かつ快適に生きられるかを探るためです。

　ここで、態度と関連の深い概念について整理しておくと、快適で望ましい状態を "理想"、理想についての基本的な考え方を "理念"、理想の状態すなわち "望ましさ" を評価する基準を "価値観" と定義することができます。理想・理念・価値観など心の中に備わった望ましさの評価基準

は、現実との接点で態度として表れ、心の外にある現実に働きかける生活行動を方向づけていきます。

近年、看護師に求められる態度についての理解は、ケアリングという概念に集約されつつあるように思われます。ケアリングの定義は、「患者のニーズ充足の支援という役割を、必要なタイミングで適切に遂行するための基盤となる態度や姿勢」といったところでしょうか。態度と姿勢はよく似た概念ですが、態度は特定の場面に限定されるのに対して姿勢は持続的であること、態度は心理面の特徴であるのに対して姿勢は行動面の特徴であるという違いはありそうです。

筆者自身は、ケアリングという概念が、"気がかり" "気づかい" "気配り" という３つの要素から成り立っていると考えています[18]。"気がかり" は的確なニーズ評価、"気づかい" はケアへの準備性、"気配り" はケアの的確性に該当し、いずれも援助対象への望ましい向き合い方を示唆しています。ケアリングを日本語に置き換えると "援助態勢" になりそうです。

（3）価値観――欲求と規範

ケアリングは、看護師に求められる価値観を具体化し、理想の状態に近づくことを可能にする態度を意味しますが、価値観はさらに "欲求" および "規範" という、時には対立し合う２つの要素が折り合わされた体系として扱うことができます。欲求は「"したいこと" と "欲しいもの" を規定する基準の体系」、規範は「"すべきこと" と "すべきではないこと" を規定する基準の体系」と定義できます。

社会学では伝統的に、価値観の基盤は規範にあり、人々が規範を身につけ欲求の暴走に歯止めをかけることによって、社会の秩序が維持できると考えられてきました。すなわち、人間は親を介して規範を内面化し、社会に適応することによって、社会秩序の維持に貢献するという考え方です。一見すると筋が通っているこの考え方には、社会的な統合にとって規範が重要であることを強調するあまり、人間の自然な欲求充足を否定的に捉えるほうに傾きやすいという難点があります。

第７章 ● 再構成法による共同学習　　105

図2 欲求階層モデルの修正図式

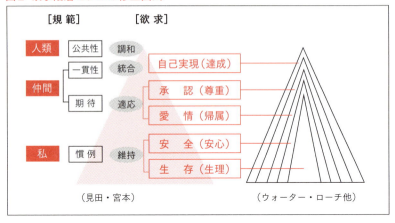

　この点を問題にした社会学者の見田宗介は、規範は生得的な欲求から派生したものであり、規範の機能は欲求の機能として読みかえることができるので、価値の基盤は規範ではなく欲求にあると考えました[19]。この主張に対しては、規範よりも欲求を優先させたら社会秩序は保たれないという批判もありますが、見田によれば、人間の欲求は利己的な段階から愛他的・向社会的な段階へと発展を遂げ、規範もそれに呼応して慣例遵守の段階から公共性尊重の段階へと発展を遂げるというわけです。その結果、人々が欲求に従って行動しても、結果的に社会的統合は保たれると見田は主張したのです。

　見田は、欲求を低次から高次へと「維持欲求」「適応欲求」「統合欲求」の順に並べ、同様に規範は「慣例の規範」「期待の規範」「一貫性の規範」の順に並べています。筆者はこの図式を基本としながら、「統合欲求」の上位に「調和欲求」、「一貫性の規範」の上位に「公共性の規範」を加えることによって、4段階の現実的でありなおかつ整合性のある図式が得られると考えています(図2)。

　「維持欲求」は、生命を守り安心な生活を維持したい欲求、「適応欲求」は、環境に適応したい欲求、「統合欲求」は、さまざまな場面に見合った行動のまとまりをつけたい欲求、そして「調和欲求」は、多様な人々の

間に調和をつくり出したい欲求です。

「慣例の規範」は、慣例には従うべきであるという規範、「期待の規範」は、周囲からの期待には応えるべきであるという規範、「一貫性の規範」は、さまざまな場面に見合った行動の一貫性を貫くべきであるという規範、「公共性の規範」とは、人々の多様性を認め公共性の表現をめざすべきであるという規範です。

（4）欲求の分類と段階分け

欲求の分類と段階わけについては、マズローによる5段階の欲求階層説がよく知られていますが、見田の図式に関連づけると、「安全欲求」「生存欲求」は「維持欲求」に、「承認欲求」「愛情欲求」は「適応欲求」に、「自己実現欲求」は「統合欲求」に対応しそうです。

マズローの5段階説は、わかりやすく現実味を帯びてはいるのですが、最高次の欲求を「自己実現欲求」に止め、「調和欲求」の段階は想定していません。さらにマズローは、下位の欲求が充足されないと上位の欲求は活性化しないと主張し、欲求階層の捉え方が固定的であるとの批判を浴びました。結果的に、欲求は生後すぐから分化し、生涯を通じてさまざまな欲求が併存し葛藤し合うけれども、成長につれて重心が上位に移動し、洗練された欲求構造が形成されて、葛藤の解消が図られると考えられるようになりました。

人間が成熟した段階を迎え、自己実現欲求によって生きるようになるのは40歳を過ぎてからであるというマズローの主張[20]も臨床的な見方からすると説得力が弱いように思われます。一方、キューブラー＝ロスは、白血病の子どもたちとのかかわりを通じて、死と向き合う体験は年齢にかかわりなく成熟の最後の契機となり得ると述べており[21]、こちらのほうに分がありそうです。

以上の検討から、看護師としての理念や価値観が態度に表れ、行動を導くにあたっては、維持欲求や適応欲求から統合欲求や調和欲求への重心移動が重要であることがわかります。つまり、看護師としての役割が

自然体で遂行できるためには、統合欲求や調和欲求に導かれ、患者の欲求充足の支援という向社会的な役割に無理なく向き合おうとする前向きの態度が身についている必要があります。維持欲求に根ざすマニュアルどおりの援助や、適応欲求に根ざす患者の要求どおりの援助も、それなりには患者のニーズを充足するでしょう。ただし、自己防衛という、患者よりも看護師のニーズ充足に偏った後ろ向きの態度の表れであり、患者の自立や成長の支援にはつながりそうにありません。

（5）態度の評価をめぐって

　学習の指導者は、学習者の現状を到達すべき望ましい状態との比較によって評価し、その結果を本人に適宜伝えながら、学習の方向性を決めるための支援を行う必要があります。ところが、評価の内容や本人への伝え方しだいでは、本人の学習意欲や自主性を低下させる恐れがあります。否定的な評価を受けると意欲は低下しがちですが、かといって肯定的な評価だけでは指導者への依存が強まる上に、意欲が長続きしないからです。

　それでも、学習者の知識と技術に関しては、客観的な評価基準を事前に提示し、評価結果の根拠も明示することによって、意欲低下を来さずに評価結果を伝えることが可能です。ところが、学習者の態度に関しては、客観的な基準に沿った評価が困難なため、評価基準の提示が難しく、結果的に指導者は主観的かつ直感的な評価に傾きがちです。主観的・直感的であること自体が問題であるとはいえませんが、主観や直感の根拠となる自らの価値観についての内省を欠けば説得力を失います。

　とりわけ、学習者の態度についての自己評価と指導者による評価にずれが生じた場合は、それぞれの価値観を吟味し突き合わせる必要が出てきます。価値観の優劣を判断することは容易ではありませんが、欲求ないし規範がどの水準にあるかが有力な判断基準となるはずです。生存欲求と安全欲求に該当する維持欲求が強い場合、それに対応する慣例規範の水準に止まり、愛情欲求と承認欲求に該当する適応欲求とそれに対応する期待規範や、自己実現欲求とそれに対応する一貫性規範の水準には

到達しにくくなります。

慣例の規範や期待の規範に引きずられ維持欲求や適応欲求に止まる指導者は、統合欲求や調和欲求に重心を置き、一貫性の規範や公共性の規範に沿って行動しようとする学習者の態度を否定的に評価するかもしれません。専門教育を受け始めた時期にそのような目に遇ってしまった看護学生は、それまでの生育歴の中で身につけてきた規範と専門職として期待される規範とのずれに戸惑うことになります。

（6）規範の内面化──否定的な感情表現の抑制

看護師にとって、特にやっかいなのは患者との人間関係の中で生じる感情の扱い方をめぐる規範の問題です。看護師は、怒りや苛立ちなどの否定的な感情を抑制し、穏やかな態度を取り続けることによって、患者の苦悩が和らぎ肯定的な感情が湧くことを促進するよう求められます。

ホックシールドは、感情をこのように扱うことを求められる職業を感情労働と名付け、援助職や接客業がそれに該当すると述べていますが、看護師はその典型といえます。感情労働者は、否定的感情の表出や表現を制限されることによって精神的負担が重い上に、充足感や達成感が得にくくなって疲弊しやすいとされます。そのような精神状態に陥ると見る眼がくもり、自分の気持ちや相手の気持ちを見究めることができなくなることも大きな問題です。

つまり、患者の立場を尊重しようとして、否定的な感情を表面に出さないよう抑え込むと、結果的に患者の気持ちを理解し損ねるわけです。規範と欲求の段階に照らして考えると、感情労働者は、期待の規範と適応の欲求の水準に止まっていることになりそうです。看護研究者のパム・スミスは、看護師は感情労働を自ら引き受け充足感や達成感を得られているので、疲弊しやすいわけではないと述べています[22]が、後ろ向きの印象がぬぐえません。筆者自身は、看護師による実践活動を感情活用に根ざす感情労働として再構築していくという態度を心がけたほうが前向きで、援助関係づくりへの動機づけも高まると考えています[23]。

（7）人間関係論の主張──率直な感情表現の肯定

　ペプロウの提唱に始まる援助関係論は、精神分析やカウンセリングの理論や方法論を援用しながら感情表現の抑制に疑問を投げかけ、看護師による率直な表現を奨励しました。ペプロウは、オーランドのように否定的な感情を患者にストレートに投げ返すことは奨励しませんが、自分が感じたことをできるだけ正確に患者に伝える努力を重視しました。感情表現を無条件に抑制してしまう習慣は、患者のニーズ把握を難しくさせ、結局は確かな関係の確立を妨げると考えたからです。

　看護場面に限らず、あらゆる人間関係の場面には、否定的な感情表現の抑制という暗黙のルール、すなわち感情規範が存在しています。特に看護職には、より厳格な感情規範が課せられており、看護学生は、教員や臨床指導者から、感情を率直に表現するたびに否定的な評価を浴び続けます。その結果、多くの学生は、感情表現の抑制という規範にはじめのうちは抵抗を覚えながら、次第に馴染んでいきます。つまり、看護場面における看護学生の率直な感情表現は、初めから歓迎されない態度なのです。

（8）再構成法による規範の意識化──看護師文化の再構築へ

　プロセスレコードの検討は、感情表現の抑制を強いる感情規範の内面化という無意識のうちに進行してきた過程を意識化する契機となります。それだけに、指導者と学習者との間で生じている葛藤が表面化することにもなります。率直な自己表現と患者を傷つけない配慮の間で苦慮する指導者は、学生の過剰な自己抑制にも、大胆過ぎる自己表現にも、どう評価したものかと戸惑いを覚えるでしょう。

　このように、学習者の評価をめぐって、指導する側も自分自身に内面化した規範の内容を問わないわけにはいきません。指導者が断定的な評価を下せば、学生を反発させたり萎縮させたり戸惑わせたりしかねません。一方、指導者が、自らの規範を見つめながら学生への率直な表現を心がければ、その姿勢は学生にとって貴重なモデルになると思います。

ただし、看護師には感情表現への過剰な抑制が課せられていることを
自覚するだけでは、率直な感情表現への許容度が多少高まるだけで、感
情活用の展開により援助関係を形成するための推進力にはなりにくい気
がします。そこで必要となるのは、看護師に広く分け持たれている判断
基準の端々に、感情表現の抑制という感情規範が、どのように根を張っ
ているかを明らかにして、判断基準を見直すことだと思います。

　人間は成長の過程で、生来の欲求に社会から要請された規範を折り合
わせることによって、どのような見方やふるまい方が望ましいかについ
ての判断基準、すなわち価値観を身につけていきます。それと平行して、
自分のまわりで今何が起こっているか、今起こっていることは過去に起
こったこととどう関係しているか、これから何が起こるかについての事
実判断の基準、すなわち信念（＝知識体系）を身につけていきます。価値観
と信念を併せたものは文化と呼ばれ、いったん身についた文化は、知覚・
感情・思考の働きに影響を及ぼし、私たちの日々の生活行動をも左右し
ますが、看護師の文化は看護観と呼ばれているものに相当しています。

　感情に焦点を当てたプロセスレコードの検討を積み重ねていくと、患
者および自分自身の感情が無意識のうちに表出を抑制された場面、抑制
が解除されて表出された場面、意識的に表現した場面などに気づけるよ
うになっていきます。こうして気づかれた感情が、どのようなニーズの
表れであるかを読み取ることができれば、患者のニーズ充足を主目的と
しながら、看護師のニーズ充足と折り合わせ援助行動への照準を絞って
いくことが可能になります。

　看護師にとって、看護場面におけるニーズ充足の主目的は、患者はど
のようなニーズを抱えているかについての的確な事実判断と、患者の
ニーズが充足された望ましい状態についての適切な価値判断に基づい
た、患者のニーズ充足です。ただし、看護師のニーズは、そのすべてが
患者のニーズ充足に向けられることはほとんど不可能であり、また不必
要といえます。看護師自身のニーズ充足と患者のニーズ充足の折り合い
がつきさえすれば、看護師を援助行動に動機づける力が高まり、結果的

に患者ニーズの充足を促進することになるはずだからです。

　感情表現の抑制という看護師文化に深く根づいた習慣は、看護師からも患者からも感情表現の機会を奪っています。その結果、看護師が患者ニーズを患者とともに見極めることが困難になり、援助行動への動機づけが低下することにもなります。このような看護師文化が形成されてきた背景には、看護師に自己犠牲や奉仕精神を期待しがちな社会的な風潮の影響もありそうです。

　患者や上司の求めるままに行動する看護師は、周囲との親密性を優先して身の安全を図る傾向が強いといえます。一方、多少の波風は覚悟の上で、相手の求めに抱いた疑問を率直に投げ返す看護師は、周囲との親密性や職場環境への適応が脅かされるリスクを引き受け、真の調和を目指すより高い次元の看護理念の持ち主といえるでしょう。このような看護理念に到達するには、感情活用の励行によって、的確な状況判断の蓄積に基づく生きた知識体系を体得していくことが不可欠です。

　そして、事実判断の洗練に役立つのが、先人による蓄積に自分なりの工夫を加えることによって身に着けた実践的な方法論の活用です。率直な感情表現という習慣は、日本の看護界に浸透していないため、一時的にせよ、患者の安全や快適さとともに、看護師としての地位や評価が脅かされるリスクを伴うのは事実ですが、自己一致や感情活用の方法論には、リスクの軽減に役立つ実践的な工夫が埋め込まれています。ペプロウは、看護師と患者が、ニーズアセスメントとニーズ充足のプロセスを共有することを重視し、ロジャーズは、自己実現と援助関係の持続を自己一致の必要条件と考えました。そして、異和感の対自化は、異和感から相手への一方的な批判に走る傾向を、ずれの解消に向けた共同作業へと転轍する（＝切り替える）ための仕掛けといえます。

　これらの方法論を適用することによって、率直な感情表現に伴う安全や適応へのリスクを回避し、自立や成長を促進できるという信念が形成できれば、自己実現や調和というより高次の価値を達成し、新たな看護師文化の構築に向けて道を切り拓いていくことができます。その上で決

112

め手となるのは、感情表現の抑制という慣習から自らを解放し、感情体験の吟味と率直な感情表現を通じて、価値観と信念を大胆に組み替えていく姿勢です[24]。プロセスレコードによる検討の場は、そのような学習を促進する機会であり、そこで指導者に期待される役割は、学生よりも少しだけ早目に学び始めた立場から学生をガイドすることです[24]。

(9) 自己表現能力の評価とその促進

　以上、感情表現という問題に絞って、看護教育における態度評価をめぐるジレンマについて検討してきました。次に、看護における価値の達成、すなわち患者のニーズ充足に向けたプロセスを実行に移すための表現力や行動力、すなわちケア能力の評価について考えてみましょう。

　看護師の感情表現という問題は、看護師のケア能力を問う上で見落とすことのできない、自己表現の能力とも関係してきます。感情表現の率直さが看護の実践に生かされるかどうかは、感情の豊かさや自己表現の的確さによって大きく規定されるからです。率直でありたいと思っても、感情それ自体が乏しい場合や、感情は豊かであってもそれを的確に表現できるだけの言葉が身についていない場合は、相手と深いところで通じ合えず、誤解や葛藤が絶えないでしょう。

　プロセスレコードとその自己評価の記述に目を通せば、指導者にとって、学習者の表現力を評価することは比較的容易です。しかし、表現の拙劣さをことさらに指摘するような指導は学習者の反発や依存を招き、学習者を無力感や自信低下に追いやる危険があります。それよりは、学習者の表現のよくわかるところについてはその旨を明確に伝え、理解しにくいところについてはわかりやすい説明を求めるというたんねんなやりとりが大切だと思います。

　そのようなやりとりは、あらゆる相談や面接に共通する"問題の明確化"を支援する技法であり、その過程で学習者は、自分の率直な心情をより的確に表現する言葉を発見し身につけていくものです。患者との関係では豊かな自己表現能力を発揮する学生が、指導者との関係では乏し

い表現力しか示せない場合がありますが、それは指導者が学生の本音を抑圧するような影響を与えているからかもしれません。あるいは学生の側にも、身近に感じられ心を許せる人でないと的確な表現ができないという弱点があるのかもしれません。

　指導者による学習者の支援は、指導者が学習者の直面する現実について理解を深めるほど効果を発揮します。ただし、理解はしても共感が伴わなかったり伝わらなかったりする場合は、学習者の意欲を削ぐことになります。患者との援助関係においても同様の事情があり、ロジャーズは、治療が成立するための条件の一つとして、「セラピストの経験している共感と受容がクライエントに伝わっていること」を挙げています[14]。

　ロジャーズの提起を学習支援の成立条件に読み換えると、指導者の学習者に対する理解が共感を伴い、なおかつ、共感していることが学習者に伝わるために必要なのは、手に余る難問に取り組もうとする学習者の前向きな姿勢への驚きや感動を伝えることだと思われます。つまり、「どういうこと？」とか「どうしてそう思うの？」と疑問を投げかける前に、「すごく大事な問題をよく見つけられたね！」と告げることです。驚きは新たな課題の所在を保障し、感動は課題共有への誘いかけとなって、学習者の動機づけを高めるはずです[17]。

（10）学習への内発的動機づけと評価

　このように、看護教育における評価は、望ましい看護師像への到達度を示して学習目標の明確化に役立つ反面、学習者に抵抗や依存を生じさせ、学習への取り組みの動機づけを低下させかねないという両義性を帯びています。学習への動機づけは、専門職としての生涯教育に限らず、義務教育から生涯教育まで、あらゆる教育者と学習者にとって極めて重要なテーマです。そしてとりわけ、外からの圧力によらないで心から湧き出る意欲、すなわち内発的動機づけが高まるような環境づくりが大切であることが確かめられています。

　内発的動機づけを高い水準に保つためには、「自己決定」「有能性」「関

係性」の実感という3つの条件が重要であることが知られています[25]。「有能性」はさらに、"適度の困難さ"と"自己効力感（＝行為の有効性と自己の有能さ）"に分かれます。第1の条件は、学習者が自らの問題意識に沿って学習課題を設定しているという実感です。第2の条件は、難しい課題だけれども解決の糸口があるという実感と、やってみたら上手くいって自信が持てたという実感です。第3条件は、共通の課題に連帯して取り組む相手がいるという実感です。いずれの条件も、客観的な事実よりも、主観的な体験としての実感の有無が決め手となります。

　学習者への評価は、内発的動機づけが高まるための3条件が整いやすいように学習環境を整備する方向で行われる必要があり、それが評価の両義性を克服する鍵だと思います。残念なことに、プロセスレコードによる学習は、必須の課題として与えられ、弱点の指摘によって自信を低下させられ、他学生との支え合いなしの孤独な作業として行うことになりがちですが、このような弊害を克服する工夫は可能です。

　第1条件に照らすと、課題への取り組みが必須であることは自己決定感を損ねる要因となりますが、取り組みの意義が納得できるように十分なオリエンテーションを行うことや、記述様式（回数・分量・書き方など）に選択の余地を残すことによって補うことができます。第2条件は、課題の困難度についての見極めや自力で達成できていることの確認によって高めることができます。第3条件は、他学生と一緒に検討し、お互い同士の共感が連帯感につながることによって満たされます。

指導者が学習者に添えるための前提

（1）初心の頃を思い起すこと

　指導者が、学習者の内発的動機づけを高める方向で援助するには、学習者の身になること、あるいは学習者に添うことが大切です。しかし、指導

者は自分の知識や経験を学習者に伝えることに熱心なあまり、自分の都合にとらわれて学習者の気持ちや立場が眼に入らなくなることがあります。考えてみると、患者の前に立った学生に起こるのと同じことが、学生を前にした指導者にも起こっているといえます。そこで大切なのは、指導者が初心者だったころを思い起こしながら、学習者に接することです。

（2）再構成法を体験しておくこと

　プロセスレコードによる指導に関していえば、指導者自身が初心者のころ、再構成法による自己評価や経験者による指導を受けていることが望ましいでしょう。指導に携わる立場になってから再構成法を知った人は、自分と患者あるいは学生とのかかわりの場面の再構成を行い、信頼のおける人に率直な感想を聞かせてもらい、自己評価と突き合わせてから指導にあたったらどうでしょうか。そのような機会をつくっておかないと、どうしても学生の心情への感度が鈍ります。そのため、ことさらに手厳しい指摘を行って、学生が傷ついたのに気づかないことがあります。

　自分でも再構成を経験していると、学生の心もとなさが伝わってきて、一方的な決めつけはできなくなります。ただし、学生のつまずきへの理解力や共感性が高まる分だけ評価が甘くなったり、保護的な対応によって学生の依存を助長したりしないように注意する必要があるかもしれません。

（3）学生に期待すること

　ニュートンの紹介によって知られる、「巨人の肩の上に立つ小人」という言葉があります。私たちは先人の業績にささやかな上積みを加えることしかできないけれども、それでも少しずつ知の地平は切り開かれていくという意味です。一方、孔子の論語に、「後世畏るべし」という一節があります。若者に秘められた可能性は計り知れず、努力によって短期間に進歩を遂げ、指導者の水準を追い越していくという事実を、畏敬をもって受け入れるべきであるという主旨です。

ここで、「後世畏るべし」を巨人の述懐に見立てると、文化の継承と発展のプロセスが見えてきます。つまり、指導者が学生に、自分の切り開いた地平と併せて自分の限界についても隠さず伝え、しばらく伴走しながらバトンを引き渡すという流れです。

　医療の社会は伝統的に権威主義的な傾向が根強く、しかも日本社会はタテ社会の特徴を長く引きずっていますが、孔子もニュートンも上下関係にはとらわれていませんでした。ペプロウもまた、患者と対等な立場から自立や成長を支援し、学生と対等の立場から看護とは何かについて一緒に探求しようとした人です。プロセスレコードによる指導を通じて、一日も早く学生に追いつき追い越されることを喜べる指導者でありたいものです。

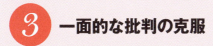
3 一面的な批判の克服

（1）指導者が覚える異和感

　指導者の立場からすると、学生のプロセスレコードを読んだ時、異和感を覚える箇所はたくさんあると思います。言葉の選択が不適切であったり、誤字があったり、話の辻褄が合わなかったりすると、学生の表現力への疑いが生じます。また、学生の患者に投げかけた言葉や、心の中に浮かんだ内容が、看護職にふさわしくないもののように思えて、学生の資質を疑いたくなることもあるでしょう。こうした異和感やそれに根ざす疑惑や批判は、指導者に内面化した看護規範から生じているものなので、打ち消すことはできないし、その必要もありません。ただし、自分の規範にとらわれ、それを絶対視してしまうと、その場面における学生の患者とのかかわりを否定的に評価することになりがちです。

（2）"何が生じていたか"への関心

　しかし、よく考えてみると、プロセスレコードはあくまで教育訓練の

素材なのですから、それ自体をできあがったレポートとして評価しなくてもいいのです。文章表現は苦手でも会話は得意で、患者と適切な人間関係が結べる学生も多いはずです。あるいは、その逆に文章表現は明快だけれども、患者との人間関係はもつれがちな学生もいるでしょう。いずれにせよプロセスレコードに表現された内容には、学習者の個性やその場面の特徴が顕われ出ているはずなので、それを学習者とともに探り当てることが重要です。つまり、学生や患者の内面にどのような反応が生じ、両者の間にはどのような相互作用が起こっているかに、心からの関心を注げるかどうかが指導者には問われています。

(3) "食い違い"や"すれ違い"の意味

学生による看護場面の再構成を読んだ時に、指導者が抱く異和感は、会話がちぐはぐだったり飛躍していたりする部分にも向けられているはずです。看護場面に限らず、われわれの日常会話は、正確に再現してみると飛躍や食い違いに満ちています。日常会話の場合は、特に重要な話題でなければ、多少の食い違いは聞き流しても支障は生じません。ところが看護場面では、第3章の表4 看護場面Ⅰ、第5章の表8 看護場面Ⅲのように、看護師と患者のずれが次第に拡大して対立に至る場面が少なくありません。決定的な対立には至らなくても、すれ違ったやりとりが続いて、いくら話してもスッキリしない場面はもっと多いでしょう。

一方、すれ違いの少ないうまくかみ合った会話では、理解や判断を共有できるところとできないところの確認によって、共有部分を広げる努力をお互いに重ねています。第5章の表8 看護場面Ⅲでは、看護師と患者の対立が顕在化して、お互いのずれが明確になったところから、このような確認作業が始まり、会話がかみ合っていきました。筆者の経験からすると、学生によって再構成された看護場面の多くが、この事例と同じような経過をたどります。そういう意味では、学生と患者のずれや対立は、むしろその後に訪れる分かち合いにとって必要なステップだったといえそうです。

したがって、学生がある瞬間に患者とすれ違ったやりとりをしたり、

対立したりしたとしても、そのことだけを捉えた一面的な批判ではなく、会話の流れを踏まえた総合的な評価が必要になってきます。そしてその前提は、あるべきケアの基準に照らすことをひとまず保留にして、学生と患者との間で、一体何が起こっていたのかを見極めることなのです。

（4）評価を抜きにした問いかけ

　指導者の異和感は、学生とは共通の認識に立てない箇所に対応していますから、まずは評価抜きに、異和感を抱いたという事実を学生に伝えることが重要です。その際、学生は高みからの批判には敏感ですから、「どうしてそんなことをしたの？」というような質問の仕方に対しては拒否や防衛の反応が起こります。何が起こったのかが知りたいのなら、「ここをもう少し具体的に説明してもらえるかな？」「その時あなたは何を感じたの？」といった問いかけになるはずで、それならば学生も率直に応じることができます。学生がその場面での真意や心境を率直に語り始めると、指導者にも学生の立場が飲み込めてきて、それに重ねて自分の体験や問題意識を伝え、共有の幅を拡げることができます。

　学生にとって、看護場面の再構成を仲立ちとしたそのようなやりとりを指導者との間で体験することは、患者との対話を通じて少しずつお互いのずれを埋めていく力をつけるための有効な訓練となるでしょう。

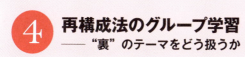

4 再構成法のグループ学習
―― "裏" のテーマをどう扱うか

（1）グループ学習の利点

　プロセスレコードを用いた指導方法は、文書によるコメント・個別の面接指導・グループ学習の3つに大別されると考えられます。文書によるコメントは、一方通行に終わりやすいという難点がありますが、指導者以外にも多くのスタッフからフィードバックを得るのには有効な方法

です。個別の面接は指導責任をとりやすい方法ですが、十分な時間を確保しにくく、また1対1なので学生が気後れしやすいという難点もあります。いったんお互いの気持にずれが生じると、その解消が困難になる場合もあります。

これらの方法に比べて、カンファレンスの形をとったグループ学習には多くの利点があります。第1に、学生間で課題が共有しやすいため、他の学生の体験からも多くのことを学べます。第2に、原則的な問題や共通課題については一緒に学べるので、時間的な余裕も生み出せます。第3に、率直な自己表現の大切さを実感できるようになると、学生たちは指導者からは得られないような支援をお互いに提供し合います。第4に、学生間の集団力動を生かすことによって、取り上げた場面の位置づけや学生の個別性を浮き彫りにすることができます。

ところが、プロセスレコードを用いたカンファレンスという指導方法には自信が持てないという指導者や、プロセスレコードは学生の個人情報なので他学生の目にふれることを前提とすべきではないという指導者もいます。

（2）実習グループへの信頼感

すでに述べてきたように、多くの場合、再構成されるのは何らかの形で患者とのやりとりにつまずいた場面です。したがって、学生は自分の体験が多くの人の眼にふれることにためらいを感じながらも、覚悟を決めて報告をすることになります。それだけに、指導者を含めた実習グループのメンバー間に信頼関係が成り立っているかどうかが、グループ学習の成り行きを大きく左右します。

学生は事例を提供した時に、共感と理解によって支えられ、しかも重要な示唆を得たと思えると、グループへの信頼感を高めます。とりわけ、指導者や他学生が自分と同様のつまずき体験を語ってくれると、悩んでいるのは自分だけではないと安堵するとともに勇気づけられます。そして、他学生の提供する事例の検討に参加する時は、仲間の学生を支

える役割を自然にとれるようになります。

　その反対に、指導者が熱心さのあまり、学生の患者理解の不足やかかわりの問題点を指摘する方向に走ると、学生は傷ついたり落ち込んだりしがちです。他学生の理解や共感が得られずグループを信頼できない場合も、反発したり、口が重くなったり、あたりさわりのない発言に終始したりしがちです。そのようなグループの動きは、看護チームで事例検討会を行う場合とほとんどかわりがありません。

　そういうわけで、プロセスレコードを用いたグループ学習の指導者には、メンバー同士の信頼感や安全感を高めるような働きかけが求められます。それには、個々の事例を取り上げて検討するのと平行して、メンバー間に生じている相互作用を見届け、深いレベルのコミュニケーションをつくり出していくように心がける必要があります。

(3) "表"のテーマと"裏"のテーマ

　看護教育には、小グループによる話し合いがよく取り入れられていますが、その多くは、特定の課題が与えられて討論により結論を出すという、課題学習型のグループワークです。プロセスレコードによるグループ学習も、とりあえずはこのタイプのグループワークに含めて考えることができます。一方、グループワークには、メンバー同士の出会いやふれあいの体験を目的として、特定の課題は設定せずに話し合いを行う、エンカウンター・グループのタイプもあります。また、メンバーが順に自分の体験を語り、他のメンバーはその内容に自分の体験を重ねながら耳を傾けるというセルフヘルプグループのタイプもあります。

　プロセスレコードによるグループ学習は、エンカウンターグループやセルフヘルプグループの特徴を生かすように努めたほうが効果的だと思いますが、その際に重要なのが、グループの"裏"のテーマをどう扱うかという問題です。どのようなグループワークにも、参加者たちが意識的に話題にしているいわば"表"のテーマのほかに、多くのメンバーが半ば無意識のうちに気にしている"裏"テーマがあります。

第7章 ● 再構成法による共同学習　　121

看護場面をめぐるグループワークの場合、表のテーマは取り上げられている「看護場面の評価」です。一方で、例えば、指導者の問いかけを非難がましく感じた学生たちによる「指導者への集団的な抵抗」といった、裏のテーマが形づくられて緊張が高まる場合があります。あるいは、指導者が黙って聞いているため、学生は自分たちの討論内容が否定的に評価されているように感じて自信を失い無気力になる場合もあります。このような暗黙の対立は、指導者と学生との間ばかりではなくて、学生同士の間でも生じます。もちろん、対立するだけではなく、指導者も学生も心からわかり合えた感じがして一体感を味わい、共通の体験に根ざした気づきが重ねられる場合もあります。

　グループワークにおいてメンバー間のコミュニケーションを深めるには、このような裏のテーマを明るみに出す必要があります。メンバーの誰かが、指導者と学生の間のしっくりしない感じについて思い切って口にしたことがきっかけとなって、両者のずれを意識的に埋めていくことも可能になります。

　エンカウンター・グループでは、裏のテーマを明るみに出すことを通じて話を深めていく作業を意識的に行いますが、課題学習では表のテーマをめぐる議論に終始することが少なくありません。プロセスレコードをめぐるグループワークも、取り上げられた看護場面の評価に議論が限定されると話は深まりません。しかし、メンバーが各々の体験を本音で率直に語れるようになると、その場面での働きかけの是非についての論議は乗り越えられ、もっと深い内容のやりとりに入っていくことができます。

（4）グループの場面の安全性と指導者の条件

　ここで、注意しなくてはいけないのは、看護場面の再構成を行った人の内面にかかわる深い内容のやりとりは、一体感や信頼感に支えられないと心に傷を残す恐れがあるという点です。看護場面でのつまずきは、患者の病状・臨床状況・患者との人間関係などに起因していますが、検討を進めていくと、それらの要因が事例提供者自身の個人的な問題点と

もからんでいることがわかってきます。そのため、時には他のメンバーから自分の認めたくない一面についてのもっともな指摘を突きつけられて、それを受け入れるのが苦痛だったり、突きつけた相手に反発を覚えたりします。そうした心の動きは、言葉で表現されなくてもグループワークの裏のテーマとして確実に意識され、メンバー間の葛藤を強めますから、指導者には安全な形で課題を明確にする方向での働きかけが求められます。

　このように、プロセスレコードのグループ指導は利点も多い反面、時にはリスクを伴うため、指導者の力量が問われます。多くの場合、グループ場面では誰もが、何か起こりはしないかとやや不安になるとともに、誰かが何とかしてくれるだろうという依存的な気持ちが湧きます。グループ参加者の不安と依存は退行を促進させ、時には抑制を解いて率直な本音を言い合えるようになる反面、配慮を欠いた発言の応酬で傷つけ合うこともあり得ます。そこで、指導者が経験に根ざした洞察力や精神的な余裕を持ち合わせていないと、グループの場に心理的な安全性を行き渡らせることができません。

　したがって指導者には、グループワークの体験を積み重ね、グループの力動をどう活用するかについて学んでおく努力が求められています。また、プロセスレコードによるグループ指導を個人的な教育実践に止めず、指導者間の支援体制を整えておくことによって、指導者自身の余裕や安全性を高めておくことも重要でしょう。

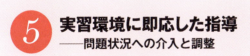

5　実習環境に即応した指導
―― 問題状況への介入と調整

　学生は、病棟の雰囲気や看護チームの人間模様によって構成される臨床状況の影響を受け、患者とどう接したらよいかに戸惑う場合がよくあります。そこで指導者は学生に、自分が周囲からどのような影響を受けているのかに関心を向けるようにすすめる必要が出てきます。学生にとっては、再構成した看護場面を自己評価し事例検討を行うことによっ

て、自分が臨床状況から受けていた影響を自覚することは、重要な学習
課題です。

　多くの学生は、患者との関係が思うように運ばないと、自分の接し方
がまずいせいではないかと考えて落ち込みがちです。例えば、入浴のす
すめに応じず起きようとしない患者が、看護師から「早く入りなさい」
と言われて飛び起きた場合、実習生は自分には説得力がないとがっかり
することがあります。しかし、この患者は看護師には逆らえないけれど
も、学生には本音を言えるのだと考えれば、少しは気が楽になります。
さらには、看護師と学生とで患者の反応が異なるという事実から、患者
にとって切実なニーズを読み取れるかもしれません。

　多くの学生は、患者と接する時間がたっぷりとれるというメリットを
生かして、患者からふだんスタッフには言わないことを話してもらう機
会に恵まれ、スタッフも学生の聞いた話を重要な情報として活用するこ
とができます。中には、患者を新たな試みに誘って自立を促す機会に恵
まれる学生もいます。そのようなかかわりでは、学生の素朴で率直な感
情表現が新鮮な刺激となり、患者は懸案となっていた課題への取り組
みに踏み出しています。

　多くの実習施設では、学生と患者の率直なやりとりを歓迎し、学生が
患者の思いがけない反応に戸惑ってもスタッフがフォローするので、思
い切ってかかわるように伝えています。実習生は貴重なマンパワーであ
り、どの患者を、どのタイミングで、どの学生に受け持ってもらうかを
考えるのが楽しみだと語る指導者もいます。

　臨地実習では、学習しやすい環境を整えることが重要な課題であり、そ
れには、教員と臨床指導者の相互理解と信頼関係が欠かせないのはいう
までもありません。ただし、学生が何一つ悩むことのない実習環境とい
うのは想定しにくいし、仮にあったとしても学習に最適とはいえません。
臨床状況に多少の問題はあっても、それを学習の機会として活用すること
によってこそ、学生は現実に根ざした看護について学べるからです。

引用・参考文献

1）ペプロウ著（稲田八重子 他訳）、人間関係の看護論、医学書院、1973
2）オーランド著（池田明子、野田道子訳）、看護過程の教育訓練―評価的研究の試み、現代社、1977
3）ウィーデンバック著（都留伸子、武山満智子、池田明子訳）、臨床実習指導の本質―看護学生援助の技術、現代社、1972
4）サリヴァン著（中井久夫他訳）、現代精神医学の概念、みすず書房、1976
5）キャラウェイ著（星野敦子訳）、ペプロウの生涯―ひとりの女性として、精神科ナースとして、医学書院、2008
6）サリヴァン、クヴァーニス著（中井久夫訳）、サリヴァンのケースセミナー、みすず書房、2017
7）オトゥール、ウェルト編（池田明子他訳）、ペプロウ看護論―看護実践における対人関係論、医学書院、1996
8）ジェイムズ・スミス著（小玉香津子他訳）、ヴァージニア・ヘンダーソン―90年のあゆみ、日本看護協会出版会、1992
9）外間邦江、外口玉子著、精神科看護の展開―患者との接点を探る。医学書院、1967
10）外口玉子他著、成人看護学VI、精神疾患患者の看護、第3版、医学書院、1975
11）エクマン著（菅靖彦訳）、顔は口ほどに嘘をつく、河出書房新社、2006
12）宮本眞巳、感性を磨く技法としての異和感の対自化、日本保健医療行動科学会雑誌31(2)、31-39、2016
13）カルーソ、サロベイ著（渡辺徹訳）、EQマネージャー、東洋経済新報社、2004
14）村山正治監修・編著、ロジャーズの中核三条件―一致、創元社、2015
15）ホックシールド著（石川准、室伏亜希訳）、管理される心―感情が商品になるとき、世界思想社、2000
16）ベイトソン著（佐藤良明訳）、精神の生態学、新思索社、2000
17）宮本真巳、共依存概念の位置づけをめぐって：臨床社会学の視点から、日本嗜癖行動学会誌32(2)、122-127、2017
18）宮本眞巳、ケアリングを支える感性はどうしたら磨けるか？、日本看護科学会誌 29(2): 53-53、2009
19）真木悠介（見田宗介）著、人間解放の理論のために、筑摩書房、1986
20）マズロー著（小口忠彦訳）、改訂新版人間性の心理学、産能大出版部、1987
21）キューブラー・ロス著（鈴木晶訳）、死、それは成長の最終段階―続死ぬ瞬間、中公文庫、2001
22）パム・スミス著（武井麻子、前田泰樹訳）、感情労働としての看護、ゆみる出版、2010
23）宮本眞巳、看護師の感情労働と異和感の対自化―脱慣習化から価値観の再構築へ、日本嗜癖行動学会誌,25(3),205-214,2008
24）石川准著、感情管理社会の感情言説―作為的でも自然でもないもの、思想 (907), 41-61, 2000
25）デシ、フラスト著（桜井茂夫訳）、人を伸ばす力―内発と自律のすすめ、新曜社、1999
26）ペプロウ、対人関係：看護実践における適用のための理論的枠組、看護研究24(3),11-14,1991
27）尾崎新著、「ゆらぐ」ことのできる力―ゆらぎと社会福祉実践、誠信書房、1999
28）角田豊著、教師のためのプロセスレコード、金子書房、2019

付　録

● **異和感の対自化に役立つ、感情や身体の状態を表す言葉** [p.126-129]
● **看護場面の再構成記入シート**（A4 横コピー可）[p.130-131]

① 否定的な感情（情動・気分）

疑　い	相手の言動の指し示す意味や事実、背景にある意図がはっきりわからない
驚　き	予想外の事態に動揺しつつ非常事態に備え心身が活性化され、身構えている
当　惑	何が起きているかがわからず、どう対応したらいいかもわからない
困　惑	不都合なことが起こっているが、どう対応したらいいかわからない
混　乱	いろんなことが同時に起き、何が何だかわけがわからない。頭の中が真っ白
不　信	相手の態度・言動や、その背景にある意図を受け容れ難い
怒　り	自分の権利や所有を侵害されたり進路を妨害されたりして、反撃したい
苛立ち	怒りや焦りが入り混じり、じっとしていられない
悔しさ	敗北やつまずきによって傷つけられた自尊感情を取り戻したい
恨めしさ	甘えたい相手に冷たい仕打ちを受けて傷つき、見返してやりたい
羨ましさ	自分が得られない収穫・賞賛・愛情を得ている人と張り合いたい
嫉　妬	自分が親密感を抱く対象と自分よりも親密な関係にある相手を、排除したい
裏切られ感	味方と信じていた相手による敵対的な行為により、被害を受けた気持ち
落　胆	期待していたとおりの成果を得られず、意欲や活気が失われてしまっている
幻　滅	相手の態度や言動により、それまで寄せていた大きな信頼が覆された
はがゆさ	望ましい水準にあと少し届かず、何とかならないかと、気がもめる
もどかしさ	望ましい状態になかなか到達しないため、苛立たしい
無力感	直面している問題が難しすぎて、解決策が見当たらずどうしようもない
徒労感	望ましい結果が得られず、費やした労力や重ねた努力が無駄に終わった
むなしさ	心が満たされず、何もかもが無駄で無意味
諦　め	打つ手が見当たらず、新たに探せる見通しも意欲も湧いてこない

126

不全感	問題解決の不十分さなどから、どことなくうまくいっていない
自信低下	望ましい成果が出せず、自分の能力を信じられなくなっている
屈辱感	敗北や失敗、あるいは否定的な評価を受けることで、自尊感情が傷ついた
情けなさ	否定的な評価を受けている自分や他人の姿を受容れられない
寂しさ	特定の相手や一群の人々との間に、埋められない距離があって通じ合えない
悲しさ	親密感を抱いていた相手を失ったり、相手からの親密感を失ったりした
焦 り	何とかしなくてはならないが、どうしたらいいかわからず落ち着かない
不 安	正体不明の恐ろしいことが起こっているか、これから起こりそう
恐 れ	立ち向かうすべのない強力な相手に遭遇し、逃げ出さなければ身を滅ぼされそう
嫌 悪	好ましくない相手が側に居座ったり侵入したりするため、遠くに追いやりたい
憎 悪	自分や身近な人に害を与える邪魔な相手を、滅ぼしてしまいたい
軽 蔑	明らかに不適切な態度や言動を示す相手を、否定的に評価して上から見下す
後 悔	自分のとった行動を、結果から省みて失敗だったと感じ、やり直したい
羞恥心	失敗や、ルール破りを他人にとがめられているように思えてつらい
罪責感	何があっても守らなければならない規範を犯してしまい、許されない
落ち込み	望ましくない結果や厳しい現実に出会い、意欲や気力が衰えてしまった
緊張感	望ましくない事態が生じないように、精神を集中した状態が続く
不機嫌	怒り・嫌悪・苛立ちなどの入り混じった、他責的な不快感が持続する
倦怠感	特に身体を激しく動かしたわけではないのに、何となくだるく疲れているみたい

② 否定的な身体感覚

むかつく	相手がそばにいると不快なので、できるだけ距離をとっていたい
胃が痛い	解決困難な問題を突きつけられ、強い緊張を強いられている
胸につかえる	何かがのどをふさいで通っていかない
息苦しい	自分の存在を否定され、身の置きどころがない
胸苦しい	心の中で何かが戦っていて、決着がつかないと自滅しそう
胸がどきどきする	放っておくと大変なことになりそう
体が熱くなる	強い刺激を受けて、行動に駆り立てられる

付録 ● 異和感の対自化に役立つ、感情や身体の状態を表す言葉　127

体が冷える	悲観的な現実に直面し、活力や能力を奪われていく
頭に血が上る	不当と思える出来事に遭遇して、頭に血が逆流する
顔が熱くなる	恥ずかしさが湧き上がる
傷つく	皮膚や心臓の辺りに本当に傷をつけられたよう
血の気が引く	予想外の出来事に強い衝撃を受け、活力を奪われた
力が抜ける	意図していた対処行動の無効を知り、方針を見失った
ぞっとする	打ち勝ち難い存在に、身を滅ぼされそう
皮膚がざわざわする	得体の知れない存在を身近に感じて、脅かされる
頬がひんやりする	もしかすると、とんでもないことが起こりそう
体が重くなる	解決が極めて困難な問題を背負い込んで、前に進めない
体が硬くなる	うかつに行動できない、厄介な出来事に遭遇した
体が固まる	厄介な出来事に遭遇し、手も足も出ない
肩に力が入る	背伸びや気負いがあるために、無理をしている

肯定的な感情（情動・気分）

＊異和感に肯定的感情が混じる場合もある。
＊肯定的感情には不快の解消と湧き上がる喜びがある。
＊異和感の対自化によって、不快の解消とともに喜びが湧き上がる。
＊喜びが湧き上がることを促進するための技法も重要である。

安心感	安全で危険のない快適な状態にいられて、心が安らか
安全感	特定の食品・装置・システムなどに接触しても、安全である
安堵感	危険な状態や不安の原因が解消されて、ホッとしている
うれしい	よい結果が出て不満が解消され、満足している
楽しい	心の奥から充足感・満足感が湧いてくる
面白い	未体験で楽しさを予感させる刺激にふれ、心が惹かれている
ワクワクする	楽しさや期待感が湧き出てきて、落ち着かない
ウキウキする	うれしいことや楽しいことがあり、身も心も弾んで浮き上がる
感動する	素晴らしい行動や作品にふれ、心が洗われて純粋になれた

満たされる	これまで欠けていた要素を与えられて、満足できた
気持ちがいい	五感や身体感覚を通した刺激により、快感を味わえている
爽快感	気がかりが解消して気分が一新されスッキリした
手応え	物や人に働きかけたら反応が返ってきた
充実感	必要な能力を有していて、望ましい結果が得られている
達成感	課題となっていた物事を完全に仕上げることができた
成就感	自分が関与していた物事が完全に成し遂げられた
自 信	自分には抱えている課題を十分に成し遂げる力がある
自負心	ある役割について責任を負っており、それを遂行する能力がある
自尊心	自分の存在それ自体を尊重し肯定的に受け入れられる
自己効力感	ある目標を達成する能力が自分にはある
有能感	特定ないし多くの分野で優れた能力を発揮できている
吹っ切れる	こだわりやわだかまりが解消して、すっきりしている
解放感	こだわりやわだかまりが解消して、すっきりした
開放感	どこまでも開け放たれていて遮るものがない
元気が出る	自分から進んで何かしようという意欲や活力が湧いてきた
ふれ合える	お互いに接近することによって理解や共感をし合えた
親密感	いつも身近なところにいて、ごく親しい
一体感	考えていることや感じていることが一緒で、違いがない
信頼感	相手に任せておけば望ましい結果が出ると信じられる
調和感	異質の存在と共にいながら衝突し合わずに高次のまとまりがある
幸福感	ずっとこのままでいたいと思える安らぎや充足がある
興 奮	強い刺激で神経系が活性化され身体が活発化し情動があふれている
高揚感	何らかの刺激がきっかけとなり思い切ったことをしてみたい
上機嫌	自責的、他責的などの不快感がなく気分が良く前向きでいられる

付録 ● 異和感の対自化に役立つ、感情や身体の状態を表す言葉　　129

私の見たこと 聞いたこと	私の考えたこと 感じたこと	私の言ったこと 行ったこと

宮本眞巳著『改訂版　看護場面の再構成』（日本看護協会出版会）

付録 ● 看護場面の再構成記入シート　　131

おわりに

前著「看護場面の再構成」が『感性を磨く技法』シリーズの第一巻として世に出てから、20数年が経ちました。当時の筆者は、臨床指導者や非常勤講師としての教育体験に基づいて執筆に臨んだため、学生に肩入れするあまり専任教員への視線が厳しかったように思えます。前著を読んだ専任教員から「学生のあら捜しはいけないと反省させられたが、長所がみつからない時はどうすればいいのか」と真剣に問われたこともあり、いずれは専任教員としての経験から見えてきたことを加味し書き直したいと思っていましたが、今回ようやくその機会を得ることができました。

前著の執筆時、ペプロウの主著『人間関係の看護論』の発刊からすでに20年以上が経過しており、援助場面における人間関係の重要性は看護界の常識となっているように思えました。筆者自身は看護を志す以前に、社会学や心理学の分野で人間関係論を学んでいた際、再構成法の紹介者である外口玉子先生、池田明子先生との交流の機会を得ており、再構成法は馴染みの方法でした。ところが、看護教育者の多くはプロセスレコードに精通しているように思えず、学生も指導内容に納得していませんでした。

そこで、病棟勤務を始めた当初から、学生たちのプロセスレコードに気づいたことをコメントしていたところ、同僚らに指導を任されることになり、何百人もの学生のプロセスレコードにふれる機会にめぐまれました。こうした経験から味わえた学習・指導の醍醐味を学生や教員、臨床指導者に知ってほしいと思い、前著の執筆に至りました。

その際、ペプロウの問題提起からオーランド、ウィーデンバックに至る系譜という私なりに描いたストーリーラインに沿い、指導者と学生が実例の検討から共に学べるガイドラインの提案を試みました。今もその大筋を変更する必要はないと考えますが、月日の流れとともに援助関係論をめぐる状況や、私の見方も大きく変化しました。ペプロウの波乱に満

ちた生涯が紹介され、援助関係論の形成に至る経過の詳細も知られるようになった一方で、彼女がニーズの源泉と考えた感情についての理解が心理学・社会学・脳科学・情報科学などさまざまな領域で飛躍的な発展を遂げたのです。そこで本書では、新たな知見を視野に入れながら、筆者の開発した「異和感の対自化」という内省技法を軸に再構成法による学習を再構築し、ペプロウの現代性を際立たせたいと考えました。

　かつてペプロウが来日した際、筆者は講演会場の質疑で「人間関係論の重要性を精神科以外の看護師に伝えるのは難しいが、今回いくつかの概念を他科との接点に使えることに気づいた」と発言しました。それに対しペプロウからは、「人間関係論を一般の看護に適用していくことへの関心を是非持続してほしい」との応答があり、後に講演録[26]を目にして、この時にバトンを引き継いでいたのだなと改めて実感しました。

　近年、福祉・教育・保育等の分野にプロセスレコードによる指導が導入されつつありますが[27, 28]、福祉分野で再構成法を最初に紹介してくれたのは、精神保健福祉士の教育に熱心に携わる途上で倒れた尾崎新さんです。尾崎さんとは、治療共同体の構築を日本で最初に試みた鈴木純一医師のプロジェクト以来のお付き合いでしたが、プロセスレコードについてじっくり語り合う機会を得られないままになってしまいました。

　本書はペプロウによる援助関係論を多少なりとも先に進めつつ広げようとする試みですが、それ以上に、さまざまな看護場面を提供してくれた看護師や看護学生、患者、討論に参加してくれた学生、教員、指導者との共同学習の賜物です。本書の成立までには、精神科看護師を中心とした多くの人々からの助力を得ました。草稿に目を通してていねいなコメントを寄せてくれた堀川英起さん、援助関係論の実践をめぐって機会があるたびに語り合ってきた妻めぐみと長女晶、筆者が教鞭をとった大学、大学院のOBの皆さん、そして、完成に手間取る筆者に最後まで付き合ってくれた編集者の田中美紗子さん、村上陽一朗さんに感謝の意を表します。

2019年10月　宮本眞巳

著者略歴

みやもと・まさみ：東京大学文学部社会学科卒、東京大学大学院医学系研究科修了、都立松沢看護専門学校卒。保健学博士。1970年代より「異和感の対自化」の方法論を軸に、都立松沢病院看護師、東京都精神医学総合研究所研究員、横浜市立大学看護短期大学部・東京医科歯科大学医学部・亀田医療大学看護学部教員として、精神保健看護および統合看護の実践と教育に携わりながら、職種を越えた援助関係技法の開発に取り組んできた。

改訂版 看護場面の再構成

1995年 4 月 1 日　第1版 第 1 刷発行	〈検印省略〉
2019年 1 月20日　第1版 第23刷発行	
2019年11月10日　改訂版 第 1 刷発行	
2025年 2 月 1 日　改訂版 第 4 刷発行	

著　　者——宮本眞巳

発　　行——株式会社 日本看護協会出版会

　　　　　〒150-0001　東京都渋谷区神宮前5-8-2日本看護協会ビル4階

　　　　　注文・問合せ／書店窓口：Tel.0436-23-3271　Fax.0436-23-3272

　　　　　編集：Tel.03-5319-7171　ウェブサイト：https://www.jnapc.co.jp

装　　丁——臼井新太郎

印　　刷——日本ハイコム株式会社

●本著作物（デジタルデータ等含む）の複写・複製・転載・翻訳・データベースへの取り込み、および送信（送信可能化権を含む）・上映・譲渡に関する許諾権は、株式会社日本看護協会出版会が保有しています。
●本著作物に掲載のURLやQRコードなどのリンク先は、予告なしに変更・削除される場合があります。

JCOPY 〈出版者著作権管理機構 委託出版物〉
本著作物の無断複製は著作権法上での例外を除き禁じられています。複製される場合は、その都度事前に一般社団法人出版者著作権管理機構（電話 03-5244-5088、FAX 03-5244-5089、e-mail: info@jcopy.or.jp）の許諾を得てください。

©2019 Printed in Japan　　　　　　　　　　　ISBN978-4-8180-2235-5